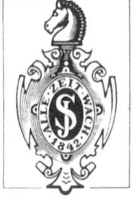

E. Engelbrecht

Die Rotationsendoprothese des Kniegelenks

Geleitwort von H. W. Buchholz

Mit 93 Abbildungen

Springer-Verlag
Berlin Heidelberg New York Tokyo 1984

Dr. med. Eckart Engelbrecht
Leitender Chirurg, Endo-Klinik
Holstenstraße 2, D-2000 Hamburg 50

CIP-Kurztitelaufnahme der Deutschen Bibliothek.
Engelbrecht, Eckart: Die Rotationsendoprothese des Kniegelenks / E. Engelbrecht. – Berlin ; Heidelberg ; New York ;
Tokyo : Springer, 1984.
ISBN-13: 978-3-642-69819-4   e-ISBN-13: 978-3-642-69818-7
DOI: 10.1007/978-3-642-69818-7

2124/3140-543210

Geleitwort

Der endoprothetische Ersatz der beiden großen und dieser Behandlungsmethode gut zugänglichen Gelenke des Körpers, des Hüft- und des Kniegelenkes, unterscheiden sich in ihrer geschichtlichen Entwicklung und in ihrer aktuellen Problematik.

Die Hüftgelenksendoprothetik wurde vor mehr als 20 Jahren maßgeblich von Charnley durch die Verwendung des „low-friction" Prinzips und die Fixierung mit Knochenzement beeinflußt. Danach wurden von zunächst wenigen Arbeitsgruppen modifizierte Konzepte verfolgt. Klinische Erfahrung und die heutigen biomechanischen Kenntnisse sowie die notwendige interdisziplinäre Kooperation mit angrenzenden Wissenschaften waren nur angedeutet vorhanden. Die jeweiligen Vorstellungen wurden von mehr oder minder ausgeprägtem „engineering feeling" bestimmt. Während manche in der Anfangszeit vermutete Gründe für Fehlschläge sich als weniger bedeutsam erwiesen, wurden gewichtigere Ursachen für Langzeitkomplikationen erst später erkannt. Abriebfragen schienen damals ein zentrales Problem zu sein. Die Auswirkung der tiefen Spätinfektion mit ihren Folgeerscheinungen wurde nur nach und nach in ihrer Bedeutung erfaßt. Den Begriff Biomechanik verwechselte man über lange Zeit mit Mechanik, und nur zögernd begann sich diese Wissenschaft zu formieren. Heute müssen wir zugeben, daß Biomechanik die Beschreibung des Langzeitverhaltens des Implantates im menschlichen Körper unter Belastungsbedingungen ist. Es war zwar einfach, ein Kugelgelenk nachzuahmen – wobei bezeichnenderweise zur Beurteilung im wesentlichen Funktionsparameter herangezogen wurden – heute wissen wir jedoch, daß aus biomechanischer Sicht die ausgeprägte Störung des Kraftflusses im Knochen nach Implantation einer Hüftgelenksendoprothese eine der wesentlichen Ursachen für die mechanische Lockerung darstellt. Gleichzeitig müssen wir eingestehen, daß selbst auf lange Sicht eine Auflösung dieser Problematik keineswegs sicher ist.

Die Reduzierung dieser biomechanischen Störung kann nur schrittweise erfolgen. Über Langzeitbeobachtungen wurden wertvolle Erkenntnisse gewonnen. Jeder kurzfristige Modellwechsel des Implantates schränkt die Erfahrungsmöglichkeit ein, die Auswertung von Fall-Kontrollstudien verliert an Aussagekraft.

Kennzeichnend für unsere eigene Hüftendoprothesenentwicklung war ein evolutionäres Vorgehen. Unter Bewahrung der ursprünglichen Vorstellung wurde modifiziert, nicht grundsätzlich verändert. Große Fallzahlen, lange Verlaufszeiten und einheitliche Beurteilungsparameter konnten so als Mindestvoraussetzungen für aussagekräftige Fall-Kontrollstudien gewonnen werden. Diese waren zwar retrospektiv, können jedoch aufgrund der kaum veränderten Implantationsmethode als geplant gelten.

Die Kniegelenksendoprothetik setzte etwa 10 Jahre später ein; ihre Entwicklung war unausgeglichen und mit auffallend vielen Anfangsfehlern behaftet. Obwohl manche aus dem Werdegang der Hüftgelenksendoprothetik sich herausschälende Erfahrungen, wie technische Prinzipien, Notwendigkeit der interdisziplinären Zusammenarbeit, Anwendung biomechanischer Erkenntnisse oder Einrichtung auswertbarer Fall-Kontrollstudien übertragbar waren, geschah dies in der Kniegelenksendoprothetik oft nur zögernd und unzulänglich. Andererseits stellten sich neue Fragen. Zentrales Problem aus mechanischer bzw. biomechanischer Sicht ist der Umstand, daß es im Gegensatz zur Hüftgelenksalloplastik schwieriger ist, den komplizierten Bewegungsablauf des Kniegelenkes mit seinen Dämpfungsmechanismen auf begrenztem Raum nachzuahmen. So ist denn auch im Gegensatz zur Hüftgelenksalloplastik das frühzeitige funktionelle Versagen vieler Konzepte kennzeichnend gewesen.

Dies vermag wohl auch die Verunsicherung, die Vielfalt der Vorstellungen und die mancherorts auffällige Stagnation zu erklären. Noch heute gibt es orthopädische Chirurgen mit großer Kompetenz in ihrem Fachgebiet, die gerade die Kniegelenksendoprothetik als eine nicht akzeptable Therapie ablehnen.

Wir haben in der Vergangenheit – ebenso wie in der Hüftgelenksendoprothetik – zwei kniegelenksendoprothetische Grundkonzepte schrittweise entwickelt, einen Oberflächenersatz mit einem Maximum an Freiheitsgraden und alleiniger Stabilisierung des Gelenkes durch den Bandapparat und einen Totalersatz mit einem Freiheitsgrad und einer Stabilisierung des Gelenkes durch die endoprothetische Konstruktion. Zwei Kontrollstudien, die zwar nicht die gleiche Aussagekraft wie in unserer Hüftgelenksendoprothetik besitzen, da Fallzahl und Verlaufszeiten kleiner sind, waren dennoch in der Interaktion mit biomechanischer Grundlagenforschung in ausreichendem Maße Voraussetzung, die jeweiligen Indikationen abzugrenzen und die Konstruktion zu optimieren. Diese Entwicklung sowie der letzte Schritt, nämlich die Weiterentwicklung der intracondylären Scharnierendoprothese zur intracondylären Scharnierendoprothese mit physiologischer Rotationsmöglichkeit wird in dem vorliegenden Buch beschrieben.

Herr Engelbrecht, der sich seit Ende der 60er Jahre sehr intensiv mit den Problemen der Kniegelenksendoprothetik beschäftigt, hat bei seiner Arbeit besonderes Gewicht auf die Berücksichtigung aller heute bei Entwicklungsarbeiten notwendigen Parameter gelegt. Er hat versucht, eigenes „engineering feeling" mit dem aktuellen Wissensstand aus den klinischen und operativen Bereichen, den überprüfenden statistischen Methoden, der Biomechanik und den fertigungstechnischen Möglichkeiten zu verbinden.

Die vorliegende Publikation dürfte richtungsweisend für künftige endoprothetische Entwicklungen sein.

H.W. BUCHHOLZ

Vorwort

*Du verlierst nichts, wenn Du mit Deiner
Kerze die eines andern anzündest.*

(Dänisches Sprichwort)

Ich möchte an dieser Stelle allen Mitarbeitern und Kollegen, die mir bei
der vorgelegten Arbeit Hilfestellung geleistet haben, meinen uneinge-
schränkten Dank aussprechen. Vor allem danke ich der technischen und
medizinischen Arbeitsgruppe. So war seit mehr als sechs Jahren zwischen
Herrn E. Strickle und Herrn A. Keller auf der einen Seite und Herrn
E. Nieder und mir auf der anderen Seite in regelmäßigen Arbeitsgesprä-
chen mein vorgelegter Modellentwurf Gegenstand der Diskussion. Ver-
suchsanordnungen wurden gemeinsam festgelegt, Testergebnisse disku-
tiert und notwendige Änderungen gleichzeitig mit fertigungstechnischen
Problemen abgestimmt. Mein besonderer Dank gilt Herrn Prof. Dr. H.
Spähn, dem Leiter der Abt. Technische Entwicklung Werkstofftechnik der
BASF A.G. Ludwigshafen, der die Untersuchungen, die von Herrn Strickle durchgeführt und überwacht wurden, stets großzügig unterstützt hat.

Herr E. Nieder hat bei der Durchsicht der Arbeit keine Mühe gescheut
und ist mir in vielen Einzeldiskussionen aufgrund seiner fachlichen Kompetenz ein hilfreicher Diskussionspartner gewesen. Ihm und auch Herrn
E. Strickle bin ich außerdem dankbar für die Hilfestellung bei der Defini-
tion der technischen Abschnitte. Durch die Mithilfe von Herrn K. Heinert
konnten die statistischen Aussagen wesentlich verbessert werden.

Die hervorragende Qualität der Bilder und graphischen Darstellungen
ist Herrn A. Stroka zuzuschreiben, der wieder mit bemerkenswertem Ein-
fühlungsvermögen für Einzelprobleme auf meine Vorstellungen eingegangen ist.

Meine Sekretärin, Frau Robert-Tornow, stand mir immer wieder hilf-
reich zur Seite wenn es galt, notwendige Mehrbelastungen mit der täglichen Routinearbeit zu koordinieren. Die Schreibarbeiten wurden von
Frau Tancré mit großer Sorgfalt und Liebe zum Detail durchgeführt. Frau
Pingel hat mich bei der Suche und Zusammenstellung der umfangreichen
und z.T. schwer erreichbaren Literatur wesentlich entlasten können. Bei
der chirurgischen Arbeitsgemeinschaft der Endo-Klinik möchte ich mich
für das Verständnis und die Bereitwilligkeit bedanken, mit der sie mich –
durch meine zeitweilige Freistellung von Tagesroutinearbeiten – entlastet hat.

Wissenschaftliche Arbeiten bürden, wenn sie neben der täglichen Arbeit bewältigt werden müssen, einer Familie stets Belastungen auf, und ich
bin dankbar dafür, daß meine Frau und meine Kinder diese Zeit durch
Verständnis und Geduld mitgetragen haben.

Hamburg, im Mai 1984   E. ENGELBRECHT

Inhaltsverzeichnis

1. Einleitung

Neue Behandlungsmethoden sind wegen mangelnder Erfahrung in der Erprobungsphase meist noch lückenhaft. Die erst Anfang der 70er Jahre, d.h. rund 10 Jahre nach der Hüftgelenksendoprothetik einsetzende Entwicklung des künstlichen Kniegelenkes war davon nicht ausgenommen. Ausdruck dafür waren die spezifischen Mängel, die früher oder später bei nahezu allen Erstkonstruktionen zu beobachten waren. Erste klinische Erfahrungen und zunehmender Forschungseinsatz waren notwendig, um Fehler zu erkennen und für Weiterentwicklungen verwerten zu können. Die Erkenntnisse in medizinischen und nichtmedizinischen Forschungsbereichen, wie der Anatomie, Pathologie und Physiologie, der Biomechanik, Werkstoffkunde, den Ver- und Bearbeitungsverfahren konnten nur durch eine wachsende interdisziplinäre Zusammenarbeit erweitert werden. Nach Ablauf von jetzt mehr als 10 Jahren sind die notwendigen Kriterien für die Konstruktion von Kniegelenksendoprothesen besser definierbar.

Die Gedanken für die Weiterentwicklung der Scharnierendoprothese wurden von über 10jährigen eigenen Erfahrungen (von 1970 bis 1982 3700 Operationen) mit zwei unterschiedlichen endoprothetischen Systemen, einem Oberflächen- und einem Totalersatz des Kniegelenkes hergeleitet. Während dieses Zeitraumes wurden beide Konzepte gemäß den Nachuntersuchungsergebnissen und den Erkenntnissen aus begleitender theoretischer Forschung modifiziert und verbessert, jedoch nicht grundsätzlich verändert. Eine Weiterentwicklung *in kleinen Schritten* war insbesondere in den ersten Jahren sinnvoll, da nur so große, weitgehend homogene Kollektive mit ausreichend langer Verlaufszeit als wesentliche Voraussetzung für Rückschlüsse garantiert wurden. Darüber hinaus war aufgrund vergleichsweise befriedigender Ergebnisse eine vollständige Änderung der Anfangskonzepte nicht angezeigt.

Aufgrund der Analyse der Fehlschläge der beiden Systeme hielten wir eine Weiterentwicklung des Totalersatzes für notwendig, um die bisherige Rate biomechanischer Komplikationen zu senken. Alle Überlegungen und gesammelten Erfahrungen sprachen dafür, daß mit den derzeit verfügbaren Implantatmaterialien und Verankerungsmethoden der nächste Schritt in einer weiteren Anpassung des Scharniermodells an die natürlichen Gelenkbewegungen liegen mußte. Durch die Einbringung eines weiteren Freiheitsgrades, nämlich einer den physiologischen Bedingungen weitgehend angeglichenen Rotation um die Unterschenkelachse konnte neben einer verbesserten Gelenkfunktion auch eine effektive Belastungsdämpfung des Verbundsystems erreicht werden. Außerdem wurden Verbesserungen der Ein- und Ausbautechnik, eine Optimierung der Lage der anatomischen Achsen sowie eine weitere Anpassung an die unterschiedlichen und meist auch pathologisch veränderten Gelenkverhältnisse durch 3 verschiedene Modellgrößen angestrebt. Unser Ziel war dabei vorrangig auf eine Verlängerung der Haltbarkeit von Kniegelenksendoprothesen ausgerichtet.

In der vorliegenden Arbeit wird diese Entwicklung beschrieben, analysiert und begründet. Die Erkenntnisse anderer Arbeitsgruppen wurden verwertet. Anders als in der Anfangsphase wird versucht, für die Neuentwicklung ein weniger lückenhaftes Konzept anzubieten. Dies halten wir heute für möglich und unerläßlich.

2. Historischer Überblick

Die Resektionsarthroplastik war früher das wichtigste Operationsverfahren bei schmerzhaft eingesteiften Gelenken. Die ersten Gelenkresektionen wurden von White bereits 1768 an der Schulter und 1769 an der Hüfte, von Morrow 1782 im Bereich des Ellenbogens und von Paguet 1762 am Kniegelenk durchgeführt [15]. Barton war der erste, der 1826 auf diese Weise eine Hüftankylose und 1835 eine Knieankylose remobilisierte [13, 244]. Um Schlottergelenke bei zu ausgedehnter oder Reankylosen bei zu sparsamer Resektion zu vermeiden, schlug Verneuil 1860 wahrscheinlich als erster vor, Gewebe zu interponieren [242]. Als Interponat wurde zunächst vorwiegend autoplastisches Gewebe wie Fett, Faszie, Muskel und Haut verwendet [22, 133, 175]. Aber bereits 1910 beschrieb Payr die Möglichkeit, sowohl benachbartes oder frei transplantiertes auto- oder holloplastisches, als auch heteroplastisches organisches Gewebe und alloplastische Materialien zu verwenden [8, 183]. Die Resektionsarthroplastik mit und ohne Interposition diente bis etwa zur Mitte dieses Jahrhunderts vorwiegend der Remobilisierung in Fehlstellung weitgehend oder völlig versteifter Gelenke [28, 123, 147, 164, 176, 190]. Zufriedenstellende Ergebnisse nach Resektionsarthroplastiken wurden insbesondere an den stärker belasteten Gelenken in weniger als 50% erzielt. Ursachen hierfür waren hohe Infektionsquoten, nichtkompensierbare Gelenkinstabilitäten, erneute Ankylosen und bei alloplastischen Interpositionen starke Fremdkörperreaktionen. Nach einer Zusammenstellung von Young und Shiers wurden nach Resektionsarthroplastiken am Kniegelenk nur in 42 bzw. 46% zufriedenstellende Ergebnisse erreicht [202, 213, 219, 272].

Die bereits von Parée beschriebene Beobachtung, daß Fremdkörper, wie z. B. Geschoßprojektile, jahrelang reaktionslos im Weichteilgewebe und auch im Knochen verweilen können, war Ende des vergangenen Jahrhunderts für Gluck Anstoß für die Idee eines künstlichen Ersatzes von Knochen und Gelenken. Seiner Zeit voraus, hat er die sich daraus ergebenden Möglichkeiten für die rekonstruktive Chirurgie beschrieben. Ihre Realisierung wurde erst 70 Jahre später möglich. Von Gluck in Deutschland und von Péan in Frankreich stammen auch heute noch gültige Konstruktionsvorschläge, wie z. B. die Einzementierung von Prothesen und die Verwendung nichtresorbierbarer Materialien. Die ersten klinischen Versuche mit Elfenbeinprothesen an Hand- und Kniegelenk von Gluck und mit einer Schulterprothese aus Platin und Gummi von Péan zu Beginn der 90er Jahre des vergangenen Jahrhunderts scheiterten allerdings frühzeitig am Infektionsproblem noch bevor biomechanische oder Werkstoffprobleme auftreten konnten [77, 184].

Andere Versagensursachen nach künstlichem Ersatz, wie Verschleiß und Ermüdung ungeeigneter Implantatwerkstoffe, biologische Reaktionen auf Abriebprodukte und das Phänomen der Prothesenlockerungen durch Um- und Abbauvorgänge des Knochens aus biomechanischer Ursache wurden erst in den letzten drei Jahrzehnten erkannt [31, 40, 76, 125, 156, 194, 243, 264]. Die Implantation von Plexiglasprothesen durch die Gebr. Judet Ende der 40er Jahre schlug aus diesen Gründen fehl [112]. Erste erfolgreiche Dauerimplantationen gelangen in der Hüft- und Kniechirurgie mit der Einführung hochfester und gut körperverträglicher Vitalliumlegierungen durch Venable und Stuck Ende der 30er Jahre. Campbell übertrug 1940 die Erfahrungen von Smith-Petersen mit Hüftkappen auf das Kniegelenk und verwendete Condylenkappen aus Vitallium als hemiarthroplastischen Ersatz [29, 217]. Analog dazu haben 1952 McKeever und 1958 MacIntosh lediglich die zerstörten Tibiagelenkflächen durch Metallplateaus ersetzt. Es gelang mit diesen Implantaten besser als mit den Condylenkappen, Fehlstellungen und Instabilitäten zu korrigieren [137, 150]. Die Erfolgsquote dieser Metallinterpositionen (50–70%) schien besser als die der Resektionsarthroplastiken. Fehlergebnisse, bedingt durch tiefe Infektionen, Lockerungen oder Luxationen der nichteinzementierten Implantate und verbleibende Schmerzen waren der Grund dafür, daß sich diese Methoden nicht durchgesetzt haben [187, 188].

In den 50er und 60er Jahren wurden die ersten Ganzmetallscharnierendoprothesen des Kniegelenkes konstruiert. Walldius (1951) und die Stanmore-Gruppe (1952) hatten, ähnlich wie Judet, zunächst mit Scharnierkonstruktionen aus Plexiglas begonnen. Ab 1954 bzw. 1960 verwendeten sie jedoch Vitallium-Legierungen. Ebenfalls in die Gruppe dieser Entwicklungen gehören die Modelle von Shiers (1953), Young (1963) und der Guepar-Gruppe (1970). Hohe Komplikationsraten von z.T. über 20% nach mittelfristiger Beobachtungszeit, bedingt durch tiefe Infektionen, mechanische Lockerungen, schwere Metallosen und Probleme des Femoropatellargelenkes haben eine breite Anwendung dieser Prothesen verhindert [3, 11, 59, 76, 110, 213, 226, 252, 266, 267, 272, 273].

Anfang der 60er Jahre führte Charnley das Prinzip der „Low-Friction-Arthroplasty" für künstliche Hüftgelenke ein. Er kombinierte als Gleitpartner die Materialien Metall und Polyäthylen und sorgte durch die Einzementierung mit Acrylharz für eine sofortige feste Verankerung der Prothesen. Dies war der Beginn einer erfolgreicheren und beschleunigten Entwicklung. Buchholz übernahm 1964 diese Methode zunächst für die bis dahin problematische Behandlung der medialen Schenkelhalsfraktur des alten Menschen und hat sie anschließend mit einer eigenen Modellvariante auch auf die anderen Bereiche der Hüftchirurgie ausgeweitet [23, 31]. Erst durch dieses bisher nicht übertroffene Bauprinzip wurde die Entwicklung und breite Anwendung von Prothesen an anderen Gelenken möglich. Während in den 60er Jahren der Hüftgelenksersatz im Vordergrund stand, sind die 70er Jahre durch zahlreiche Veröffentlichungen über Entwicklungen und erste Erfahrungen mit künstlichen Kniegelenken, besonders im angloamerikanischen Raum, gekennzeichnet [55]. Erfolgsquoten von z.T. über 90% bestätigen heute nach 10–15jähriger Hüftgelenksendoprothetik und 5–10jähriger Kniegelenksendoprothetik die Richtigkeit und Effektivität dieser Methode [31, 94, 197].

3. Situationsanalyse

In den letzten Jahren wurde intensiv nach neuen Materialien und Bauprinzipien gesucht. Verschiedene Keramiken, Kohlenstoffverbundwerkstoffe oder Titanlegierungen lassen Verbesserungen in Teilbereichen der Endoprothetik möglich erscheinen, jedoch ist ihr routinemäßiger Einsatz am Kniegelenk vor allem wegen fertigungstechnischer Probleme noch nicht durchführbar.

Alle bisher verwendeten Werkstoffe können Belastungen nicht in dem Maße dämpfen und Kräfte verteilen, wie dies durch Knorpel, Bandapparat und Knochenstruktur im natürlichen Gelenk der Fall ist. Es wird daher angestrebt, diese Nachteile durch verbesserte Gestaltung und weitere Anpassung der endoprothetischen Konstruktion an die natürlichen Gelenkbewegungen partiell auszugleichen.

Da Langzeitbeobachtungen unter realen Belastungsbedingungen noch ausstehen, muß die von Judet 1979 gestellte Frage, ob eine „Hochzeit zwischen totem Material und lebender Materie" überhaupt auf Dauer möglich ist, noch offen bleiben [113]. Blauth spricht von einem „Kompromiß auf Zeit", den wir beim Einsetzen von Endoprothesen eingehen [17]. Nach wie vor ist auch mit neuen Implantatmaterialien nur ein mechanischer Verbund zwischen Knochen und Implantat möglich. Die Ursachen für Störungen des Verbundsystems sind komplexer Natur. Bei der Vielzahl noch offenstehender Fragen werden einseitig aufgebaute Konzepte nicht zum Erfolg führen. Weiterentwicklungen werden auch künftig nur schrittweise und unter Beachtung aller Einzelprobleme möglich sein. Umwälzende Veränderungen wären nur denkbar, wenn sich hochfeste und verarbeitbare Werkstoffe mit einer knochenähnlichen Steifigkeit finden ließen, deren Gleitreib- und Dämpfungseigenschaften denen der natürlichen Materialien nahekommen und wenn Konstruktionen entstehen, die den physiologischen Kraftfluß weitgehend unbeeinflußt lassen.

Auch die Natur hat eine lebenslange Haltbarkeit von Gelenken nicht programmiert. Eine restitutio ad integrum einmal „ausgefallener", d. h. zerstörter Gelenke durch einen Selbstheilungsprozeß ist nicht vorgesehen. Dies kann bisher auch durch keinerlei konservative oder operative medizinische Maßnahme erreicht werden. Ebensowenig wird es in absehbarer Zeit möglich sein, eine Endoprothese herzustellen, die alle Eigenschaften des natürlichen, gesunden Gelenkes aufweist. Bei den für eine alloplastische Operation in Frage kommenden schweren Gelenkzerstörungen handelt es sich entweder um von der Natur programmierte oder durch Trauma und Erkrankung schicksalhaft bedingte vorzeitige „Versager", die heute den „Zeitkompromiß" einer Endoprothese gerechtfertigt erscheinen lassen. Vorrangig wird es zukünftig darum gehen, die Haltbarkeit der Endoprothesen im Knochen zu verlängern. Die mit unseren Kniegelenksendoprothesen in den vergangenen 10 Jahren gemachten Erfahrungen haben gezeigt, daß uns mit der Alloarthroplastik eine sehr effektive Operationsmethode in der Behandlung schwerer Zerstörungen am Kniegelenk in die Hand gegeben worden ist und daß bei ihrer richtigen Anwendung, ähnlich wie bei den Hüftgelenksendoprothesen, die Versagerraten nach 10 und mehr Jahren sehr wahrscheinlich deutlich unter 10% liegen werden.

Nach dem Prinzip der „Low-Friction-Arthroplasty" sind in den vergangenen 10 Jahren die unterschiedlichsten Kniegelenksendoprothesen entwickelt worden. Die Zahl der Modelle wird z. Zt. auf über 100 geschätzt. Neben richtungsweisenden Konstruktionen fallen die häufigen Variationen und Imitationen auf. Das große Spektrum der verschiedenen Modelle kennzeichnet die schwierige Problematik des derzeitigen Entwicklungsstandes. Der Hauptgrund für die Vielfalt der Konzepte ist in den komplizierten anatomischen und biomechanischen Bedingungen des hochbelasteten Kniegelenkes zu suchen. Viele Entwürfe zeigen, wie schwierig es ist, Einzelmerkmale und Konstruktionsprinzipien mit den Anforderungen des Gesamtkonzepts einer Kniegelenksendoprothese in Einklang zu bringen. Da in den Anfangsjahren die notwendigen Parameter ungenügend bekannt waren oder beachtet wurden, waren bei fast allen Modellen systemspezifische Komplikationen zu verzeichnen. Viele Fragen lassen sich auch heute noch schwer beantworten, da von den meisten Arbeitsgruppen erst Ergebnisse über kurze oder mittelfristige Beobachtungszeiträume mit kleinen Operationsserien vorliegen. Prinzipielle Änderungen erster Modellentwürfe, wiederholte Wechsel eines Prothesentyps in der klinischen Anwendung und auch die gleichzeitige Verwendung mehrerer verschiedener Endoprothesen in kleinen Serien sind wesentliche Gründe für heute noch fehlende aussagekräftige Langzeitstudien. Eine weitere Ursache für Fehlschläge waren anfangs noch mangelnde Operationserfahrungen. Die bisher unterschiedlichen klinischen Erfahrungen mit den heute zur Verfügung stehenden Modellen und Operationsmethoden sowie Enttäuschungen über gravierende Mißerfolge der ersten Jahre, insbesondere aus der Zeit vor Beachtung des „low-friction" Prinzips, haben vielfach den Eindruck einer erhöhten Störanfälligkeit von Kniegelenksendoprothesen gegenüber Hüftgelenksendoprothesen hinterlassen und erklären die kritische und z. T. ablehnende Einstellung vieler Chirurgen und Orthopäden [31, 93, 120, 189, 227, 257, 262].

Eine einheitliche Systematisierung der inzwischen entwickelten großen Anzahl von Kniegelenksendoprothesen existiert vor allem wegen der vielen dabei zu berücksichtigenden Konstruktionsmerkmale bisher nicht. Die für die Praxis wichtigsten Kriterien eines Systems sind die Zahl der Freiheitsgrade und die Art der Gelenkstabilisierung, mit deren Hilfe eine Einteilung aller bisherigen Modelle möglich wird. Hierauf basierend wird im folgenden Abschnitt eine Systematisierung von Kniegelenksendoprothesen vorgeschlagen.

3.1 Einteilung von Kniegelenksendoprothesen

Eine systematische Übersicht ist bei der Vielfalt der Modelle problematisch. Mit Hilfe zweier besonders für Kniegelenksendoprothesen wichtiger Kostruktionskriterien, nämlich der Zahl der Freiheitsgrade und der Art der Gelenkstabilisierung ist aber eine Einordnung der meisten heute verwendeten Endoprothesentypen möglich (Abb. 1) [55, 162, 238, 251]. Folgende Entwicklungsrichtungen lassen sich auf diese Weise unterscheiden:

1. *Oberflächenendoprothesen* mit *minimalem* und *geringem Formschluß* der Kontaktflächen (Abb. 1: Typ III c–d). Sie können uni- oder bicondylär eingesetzt werden. Ihre Indikation ist begrenzt, da die Gelenkstabilisierung durch den Bandapparat gewährleistet sein muß.
   Beispiele: St. Georg Schlittenendoprothese (Typ III d), Modular knee, Polycentric knee, Manchester knee, Liverpool knee (Typ III c) [30, 55, 89, 102, 144, 210].
2. *Oberflächenendoprothesen* als bicondyläre Schlittensysteme mit *vermehrtem* Formschluß der Kontaktflächen (Abb. 1: Typ III a–c). Durch einen stärkeren Formschluß der Kontaktflächen dieser Endoprothesen wird versucht, bei teilweise zerstörtem Bandapparat fehlende Gelenkstabilität zu kompensieren. Diese Systeme führen zu einer vermehrten Beanspruchung des Materials und der Verankerung, da Defekte im Bandapparat in Kauf genommen und durch die Endoprothesengestaltung kompensiert werden sollten, ihre Verankerungen und zulässigen Beanspruchungen jedoch nicht denen der Scharniersysteme entsprechen.
   Beispiele: Total condylar knee, UCI knee (Typ III c), ICLH knee (Typ III b), Geometric knee (Typ III a) [35, 69, 70, 101, 255].
3. *Scharniersysteme* nach dem „low-friction" Prinzip (Abb. 1 Typ I a).
   Diese Systeme garantieren zwar eine sofortige Korrektur von Instabilitäten und Fehlstellungen, die ungenügende Anpassung an die natürlichen Gelenkbewegungen führt aber zu einer vermehrten Beanspruchung der Verankerung und des Knochens. Außer mechanischen Lockerungen sind Femurschaftfrakturen möglich.
   Beispiele: Modell St. Georg, Stanmore knee, Modell von Blauth (Typ I a).
   Das erste System mit veränderlichem Scharnierdrehpunkt war das GSB-Knie. Die Modelle von Tillmann und die GT-Gleitachsenprothesen weisen zusätzlich eine geringe und durch Anschlag begrenzte axiale Rotation auf [16, 26, 84, 85, 86, 130, 213, 233].
4. *Scharniersysteme* mit *Rotationsmöglichkeit* um die Unterschenkelachse (Abb. 1: Typ I b und II a).
   Durch die Einbringung eines weiteren Freiheitsgrades in ein Scharniersystem wird mit diesen Modellen versucht, funktionelle und biomechanische Nachteile der reinen Scharnierendoprothese zu verringern.
   Beispiele: Modell von Attenborough, Spherocentric knee, Sheehan knee, intracondyläre Rotationsendoprothese Endo-Modell (Typ I b) [5, 53, 56, 116, 211].

Im Rahmen der historischen Entwicklung der Kniegelenksendoprothetik sind an dieser Stelle auch die Versuche von Herbert (1972) Trillat (1973) und Blietz (1974) mit Kugelgelenken erwähnenswert [19, 97, 237].

3.2 Ersatz des Femoropatellargelenkes

Die Frage der Notwendigkeit des gleichzeitigen femoropatellaren Gelenkersatzes ist in der Entwicklung von Kniegelenksendoprothesen unterschiedlich beurteilt worden.

Mit einem einseitigen Ersatz des femoropatellaren Gelenkes wurden frühzeitig erste Erfahrungen gesammelt. McKeever war der erste, der einen Ersatz der Patellarückfläche aus Metall entwickelte und 1955 über 39 operierte Fälle berichtete. Eine

Variation seiner Prothese wurde von De Palma zwischen 1955 und 1959 in 23 Fällen implantiert. Die Frühergebnisse wurden von beiden Autoren in 80–90% als gut bis zufriedenstellend beurteilt [42, 149]. Die Langzeitergebnisse der meist von De Palma operierten Fälle wurden nach einer Beobachtungszeit von z. T. mehr als 12 Jahren von Levitt nur noch in 52% als zufriedenstellend beschrieben [132]. Über erfolgreiche Frühergebnisse in 85 bzw. über 90% der Fälle in kleinen Serien nach einseitigem metallenen Ersatz der Patellarückfläche berichteten Pickett und Worrel [186, 269]. Demgegenüber beurteilte Insall das Ergebnis von 29 entsprechenden Prothesen nach 3–6 Jahren in mehr als ⅓ der Fälle als schlecht [106].

Blazina verwendete neben einem retropatellaren Ersatz auch einen Metallersatz des femoropatellaren Gleitlagers und beobachtete nach zwei Jahren Implantationsdauer über 75% befriedigende Ergebnisse [18].

Patellaprothesen mit Ersatz der Condylenfläche durch Metall und der Patellarückfläche durch Polyäthylen wurden von Aglietti (1975) und Lubinus (1979) entwickelt. Diese Prothesen können sowohl bei isolierten Femoropatellararthrosen wie auch in Kombination mit einem Teil- oder Totalersatz des femorotibialen Gelenkes verwendet werden. Bisher kleine Operationsserien mit kurzer Beobachtungszeit erbrachten Erfolgsquoten von über 90% [1, 18, 136, 204].

Anfangs galt die Aufmerksamkeit jedoch mehr der Entwicklung des femorotibialen Gelenkersatzes. In einigen Modellen war bereits ein hemiarthroplastischer Ersatz des Condylengleitlagers in Form einer Metall-Lippe vorgesehen [3, 5, 16, 70, 101, 249, 252, 267]. Schon frühzeitig wurde bei vorhandenem metallenen femoralen Gleitlager die Patellarückfläche durch Polyäthylen ersetzt [70, 79, 91]. In den letzten Jahren ist bei der Konstruktion von Kniegelenksendoprothesen eine zunehmende Tendenz eines grundsätzlichen Ersatzes auch des Femoropatellargelenkes nach dem „low-friction" Prinzip erkennbar.

In anderen Konzepten wurde durch intracondyläres Versenken der femoralen Komponente bei Totalendoprothesen und durch Aussparung des intracondylären Gleitlagers bei Oberflächenprothesen versucht, das natürliche Femoropatellargelenk soweit wie möglich zu erhalten [26, 49, 50, 84, 102, 144, 211, 218]. Bei derartigen Endoprothesen ist nach einer Beobachtungszeit zwischen 5 und 10 Jahren mit Restbeschwerden von seiten des Femoropatellargelenkes in 15–20% zu rechnen. Die Fälle schwerer verbleibender Restbeschwerden liegen aufgrund eigener Erfahrungen, je nach Modell, zwischen 0,5 und 5% [52, 87, 197] (s. 3.4.3). In Anbetracht der Tatsache, daß praktisch bei allen Gonarthrosen mehr oder weniger starke Veränderungen auch im Femoropatellargelenk bestehen, ist der verhältnismäßig geringe Prozentsatz starker Restbeschwerden auffallend. Es bestehen z. T. erhebliche Diskrepanzen zwischen der Schwere einer Femoropatellararthrose und dem klinischen Beschwerdebild. Es gibt keine verläßlichen Kriterien, die präoperativ eine Entscheidung über die Intensität verbleibender Restbeschwerden möglich machen. Aus diesem Grund sehen wir keine Veranlassung zu einem routinemäßigen Ersatz, zumal auch diese Maßnahme keine Beschwerdefreiheit garantiert. Außerdem bergen die relativ ungünstigen Verankerungsmöglichkeiten der Komponenten nur in spongiösem Knochen bei den z. T. hohen Druckbelastungen und bisher nicht kalkulierbaren Scherkräften ein erhöhtes Risiko für Lockerungen und Patellafrakturen [71, 198]. Ein primärer Ersatz wird sich allerdings in speziellen Fällen, wie z. B. bei Tumoren, Wechseloperationen oder traumatischen Defekten nicht umgehen lassen.

3.3 Ergebnisse nach Kniegelenksendoprothesen

Die mehr als 200 Erfahrungsberichte der letzten 10 Jahre über viele verschiedene Modelle lassen aufgrund kleiner Operationsserien oder eines inhomogenen Krankenguts bei nur kurzen bis mittelfristigen Beobachtungszeiträumen zwischen 1 und maximal 6 Jahren keine sicheren Rückschlüsse auf die langfristige Haltbarkeit von Kniegelenksendoprothesen zu. Weniger als 10% der Autoren berichten über Serien mit über 100 Operationen mit dem gleichen Prothesensystem [197]. Bei der Beurteilung der Ergebnisse muß zwischen Haltbarkeitserwartung und Funktionstauglichkeit unterschieden werden.

Aussagen über funktionelle Ergebnisse sind bereits nach einer Implantationsdauer von einem Jahr hinreichend möglich. Relativ einheitlich sind deshalb auch die diesbezüglichen Angaben. Eine Schmerzbesserung gelingt mit den meisten Endoprothesen in über 90% der Fälle. Das präoperative Bewegungsausmaß läßt sich meistens erhalten und in einer Reihe von Fällen verbessern. Die Zunahme des Bewegungsausmaßes liegt in erster Linie in der Möglichkeit der Korrektur von Streckdefiziten. Während sich mit einem Scharniersystem schwere Fehlstellungen und Instabilitäten einwandfrei korrigieren lassen, ist dies bei der Verwendung von Oberflächenendoprothesen nur bei sorgfältiger Indikationsstellung und Operationstechnik möglich.

Die wichtigsten Komplikationen, die das Operationsergebnis langfristig gefährden können, sind septische oder mechanische Lockerungen. Spezifisch für Oberflächenendoprothesen sind nichtkompensierbare sekundäre Bandinstabilitäten und mechanische Lockerungen vorwiegend der tibialen Komponente, während bei den Scharniersystemen ein zusätzliches Risiko durch die Möglichkeit einer Oberschenkelschaftfraktur am Prothesenstielende besteht. Die Angaben nach mittelfristigen Beobachtungszeiten schwanken für die septischen Komplikationen zwischen weniger als 1% und mehr als 7% und für die mechanischen Komplikationen zwischen 2% und mehr als 15% [2, 5, 7, 30, 67, 72, 78, 87, 88, 95, 100, 103, 104, 105, 111, 116, 126, 168, 172, 197, 205, 210, 212, 221, 223, 240]. Die Indikation, die Dauerhaftigkeit der Implantation und die Komplikationsrate werden derzeit uneinheitlich und teilweise divergierend beurteilt. Nur Langzeitstudien unter realen Belastungsbedingungen mit großen Fallzahlen der verschiedenen Endoprothesensysteme können diese Unsicherheit beseitigen und die Richtung für Weiterentwicklungen weisen.

3.4 Analyse der eigenen Erfahrungen

Seit über 10 Jahren haben wir Erfahrungen mit zwei verschiedenen Knieendoprothesensystemen sammeln können. Beide – die Schlitten- und die Scharnierendoprothese – entsprechen dem Prinzip der „Low-Friction Arthroplasty" (Abb. 2). Gemäß den Einteilungskriterien, den Freiheitsgraden und den gelenkstabilisierenden Eigenschaften stellen diese beiden Systeme Extreme dar. Unsere Schlittenendoprothese ist auch innerhalb der Gruppe Oberflächenersatz das System mit den meisten Freiheitsgraden (3 Formen der Rotation, 3 Formen der Translation). Die Gelenkstabilisierung erfolgt ausschließlich über den Kapselbandapparat und die Muskulatur (Abb. 1, Typ III d). Die Scharnierendoprothese weist dagegen nur einen Freiheits-

	Typ I Scharniergelenke		Typ II Kugelgelenke		Typ III Oberflächenersatz Häufigste Form und Kombination der Kontaktflächen (sphärisch, polyzentrisch)			
	a	b	a	b	a	b	c	d

		a	b	a	b	a	b	c	d
Freiheits-grade	Rotation	1	2	3	3	2 / 1	1 / 1+ (1)	3 / 1+ (1)	3
	Translation	–	(1)	–	(1)	(1) / (1)	1+ (1) / 1+ (2)	(3) / (3)	2+ (1)
Art der Gelenk-stabili-sierung	Implantat	+	–	+	–	–	–	–	–
	Implantat + Kapselband-apparat + Muskulatur	–	+	–	+	+	+	+	–
	Kapselband-apparat + Muskulatur	–	–	–	–	–	–	–	+

(n) = Zahl der Freiheitsgrade, die mit axialer Last zunehmend eingeschränkt werden.

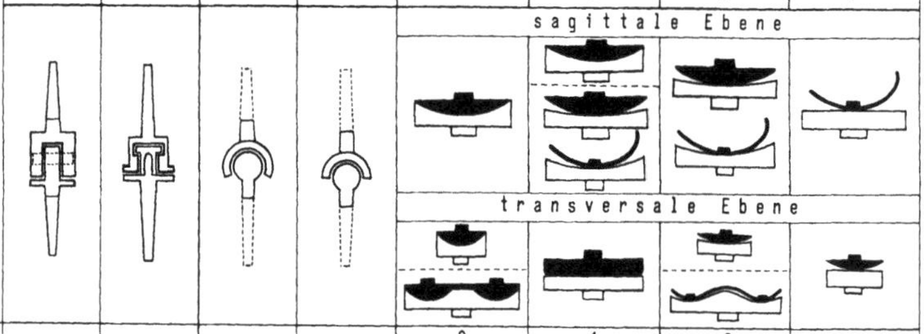

Abb. 1. Schematische Darstellung endoprothetischer Konstruktionsprinzipien (n) = Zahl der Freiheitsgrade, die mit axialer Last zunehmend eingeschränkt werden. (Aus Chirurg 52:681–688/1981)

grad (Streckung/Beugung) auf, und die Konstruktion garantiert die sofortige Gelenkstabilisierung (Abb. 1, Typ I a).

Alle zwischenzeitlich an beiden prothetischen Systemen vorgenommenen Weiterentwicklungen betrafen nie grundsätzlich das Konstruktionsprinzip. Die Operationspraxis, die Ergebnisse mittelfristiger Nachuntersuchungen und biomechanische Testungen waren Voraussetzungen für Korrekturen, die stets sukzessiv in kleinen Schritten einflossen. Bei der Schlittenendoprothese konnte durch anatomiegerechte Gestaltung der tibialen Komponente die operative Technik vereinfacht und die Knochenresektion auf ein Minimum reduziert werden (s. 3.7.2).

Auch bei der Scharnierendoprothese war die Verringerung des intracondylären Resektats das Ziel der veränderten Konstruktion; zusätzlich reduzierten seitliche Stützflügel die Flächenpressung des femoralen Anteils der Endoprothese auf den Knochen; ferner wurde das Oberteil entsprechend der Anatomie des Kniegelenkes valgisiert (Abb. 2).

Die Auswertung der Operationsergebnisse dieser großen und in der Implantationsmethode weitgehend homogenen Prothesenserien erfolgte nach einer 1980 durchgeführten Fallkontrollstudie über den Implantationszeitraum 1970–1978. Dabei konnten nur Trends nach kurz- und mittelfristigen, in Einzelfällen langfristigen Verläufen ermittelt werden; gesicherte Aussagen über die Haltbarkeitserwartung

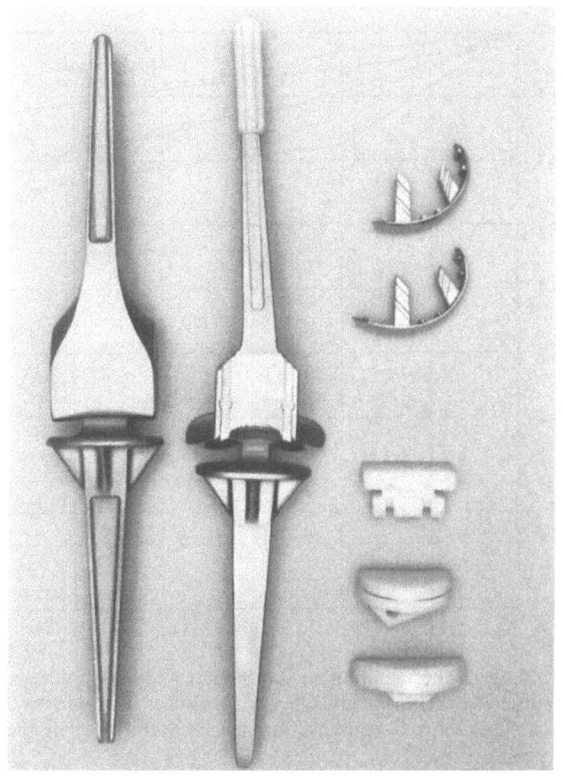

Abb. 2. Entwicklungsstufen der Scharnier- und Schlittenendoprothese Modell „St. Georg"

von Knieendoprothesen werden erst Langzeitergebnisse nach realen Belastungsbedingungen mit den inzwischen eingeflossenen konstruktiven und operationstechni-
schen Verbesserungen erbringen. Diese Studien werden wir nicht vor 1985 analysieren können, da Beobachtungszeiträume von 10–15 Jahren erforderlich sind, um
verwertbare Aussagen machen zu können. In der jetzt vorliegenden Studie konnten
wir mit Hilfe der statistischen Darstellungsmethode der Überlebensratenberech-
nung den natürlichen Verlauf nach realen Belastungsbedingungen abschätzen, die
Beurteilung des Behandlungserfolgs und die Erarbeitung einer stichhaltigen Basis
für die weitere Implantatplanung in vergleichender Form beschreiben (Abb. 3). Da
bei Entwicklungsarbeiten vor allem Art und Ursachen von Komplikationen interessieren, wurde in diesem Zusammenhang auf eine Darstellung klinischer Ergebnisse
bewußt verzichtet.

Im Zeitraum von 1970–1982 haben wir 3 700 Knieendoprothesen primär eingesetzt, davon zwischen 1970 und 1978 1 173 Schlittenendoprothesen und 996 Scharnierendoprothesen. Von diesen 2 169 Endoprothesen konnten 387 bei 297 Patienten
im Rahmen der Nachuntersuchung nicht mehr erfaßt werden, da viele, zumeist äl-
tere Patienten aus den Anfangsjahren inzwischen verstorben oder nicht mehr er-
reichbar waren.

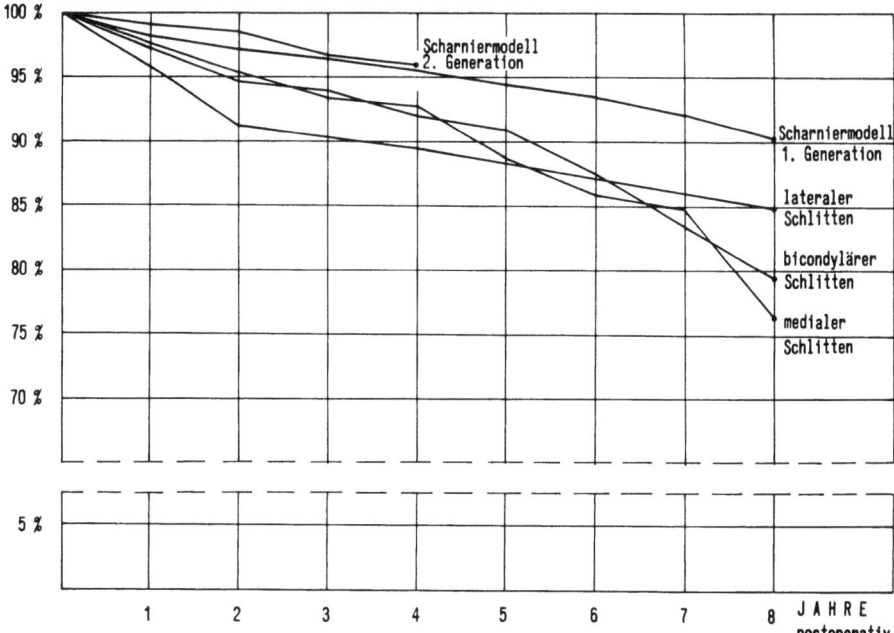

Abb. 3. Versagensraten der verschiedenen Knieendoprothesenmodelle (Überlebenskurven). Mechanische Lockerungen und Oberschenkelschaftfrakturen der Scharniermodelle (N = 734). Mechanische Lockerungen, Bandinsuffizienzen u. operativ-technische Fehler der Schlittenendoprothesen (N = 945)

Die Schlittenendoprothesen blieben ab 1970 weitgehend unverändert, das sog. anatomische Tibiaplateau ist seit 1976 im klinischen Einsatz. Von den bis 1978 operierten Fällen konnten 945 Schlitten erfaßt werden; die durchschnittliche Implantationsdauer betrug 4,3 Jahre, mindestens 2 Jahre (Tabelle 1).

Von 1970–1975 wurde das Scharniermodell „St. Georg" der 1. Generation verwendet; davon wurden 226 Endoprothesen mit einem postoperativen Intervall von durchschnittlich 6,2 Jahren nachuntersucht.

Tabelle 1. Art und Häufigkeit typ. Komplikationen. Schlittenendoprothesen Modell „St. Georg" von 1970–1978 (N = 945). (Durchschnittliche Implantationsdauer: 4,3 Jahre)

Typische Komplikationen		unicondylär medial (N = 366)	unicondylär lateral (N = 72)	bicondylär (N = 507)
mechanische	femorale Komponente	–	–	–
Lockerung	tibiale Komponente	16	4	16
	beide Komponenten	2	–	–
Kufenbruch		1	–	1
Operativ technische Fehler		4	1	7
Versagen des Kapselbandapparates		15	3	30
Kontracondyläre Arthrose		10	5	–
Infektion		–	1	5
Sudeck		–	–	2

12

Von dem ab 1976 verwendeten Scharniermodell der 2. Generation wurden die Fälle bis einschließlich 1978 berücksichtigt, so daß davon 508 Endoprothesen mit einem postoperativen Mindestintervall von 2 Jahren (durchschnittl. 2,8 Jahre) nachkontrolliert werden konnten (Tabelle 2) [57, 197].

3.4.1 Komplikationen nach Schlittenendoprothesen (Tabelle 1)

Nichtinfektiöse Komplikationen waren nach Schlittenendoprothesen häufiger als nach Totalendoprothesen, weil hier der Bandapparat eine besondere Rolle spielt und der Eingriff technisch meist schwieriger ist. Die Überlebensraten von Schlittenendoprothesen hängen vor allem von der Häufigkeit mechanischer Lockerungen, operativ-technischer Fehler und einem Versagen des Kapselbandapparates ab (Abb. 3).

Mechanische Lockerungen betrafen fast ausschließlich die tibiale Komponente, während sie auf der femoralen Seite extrem selten waren (Abb. 4). Die Ursachen liegen in erster Linie in biomechanischen Problemen.

Ein *Materialbruch* der femoralen Komponente war mit 2 Fällen (0,2 bzw. 0,3%) selten und die Folge falscher Verankerungstechnik. Die Schlittenkufen sind nur dann bruchgefährdet, wenn in hochbelasteten Zonen die flächige Abstützung auf Zement und Knochen fehlt oder das Implantat nach dorsal verkippt ist. Ein vermehrter Materialabrieb der tibialen Komponente war bisher in keinem Fall Ursache für ein Versagen der Endoprothese.

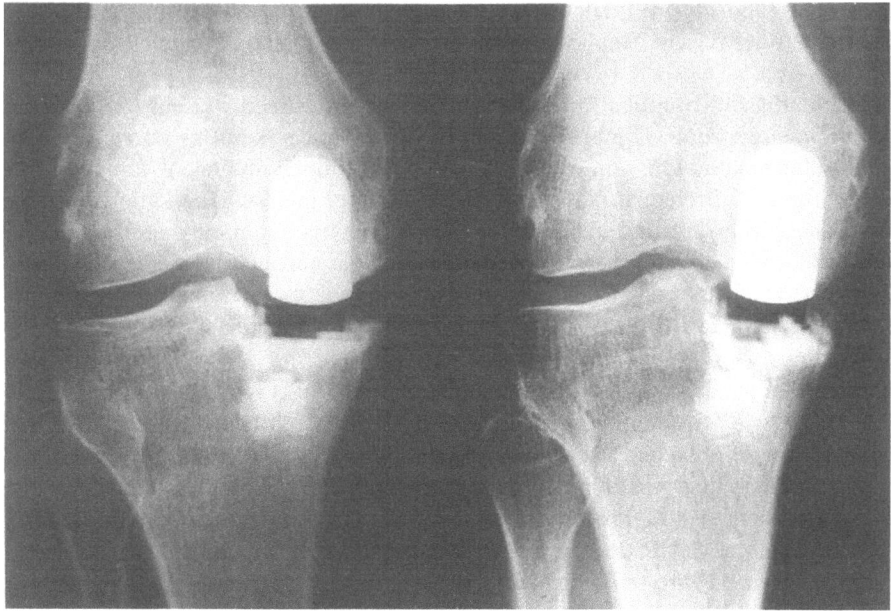

Abb. 4. Aseptische Lockerung einer med. Schlittenendoprothese nach 5 Jahren. (wbl. überdurchschnittl. aktive Pat. 65 J., 85 kg)

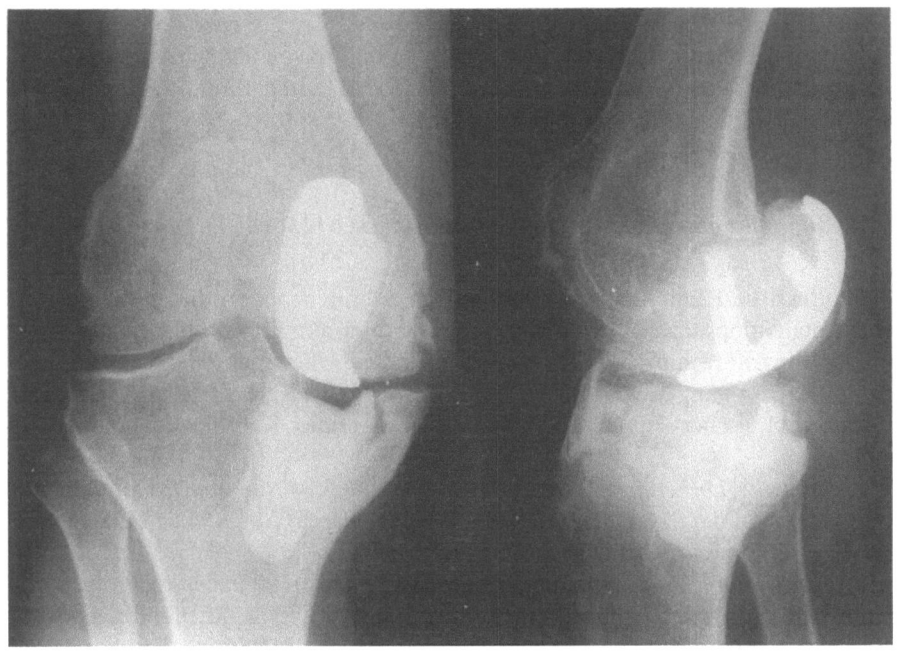

Abb. 5. Fehlerhaft eingesetzte med. Schlittenendoprothese mit asept. Lockerung nach 1 Jahr

Operativ-technische Fehler werden sich auch zukünftig bei der Schlittenendoprothese aufgrund der diffizilen Operationstechnik nie ganz vermeiden lassen. Schlechte oder falsche Implantationen erhöhen das Risiko mechanischer Lockerungen (Abb. 5).

Die häufigste Komplikation nach Schlittenendoprothesen war ein *Versagen des Kapselbandapparates*. Ohne Lockerung des Implantates kann es so zu erneuten Fehlstellungen und langsam fortschreitenden Luxationen im Gelenk kommen. Bei frühzeitigem Auftreten ist dies meist Ausdruck einer falschen Indikationsstellung. Aber auch nach fünf und mehr Jahren können bei bis dahin einwandfreien klinischen Befunden erneut schwere Gelenkinstabilitäten auftreten. Die Ursache dürfte dann eine Qualitätsverschlechterung des Kapselbandapparates bei fortschreitender rheumatischer Arthritis bzw. Alterungsprozesse sein. Dies läuft möglicherweise beschleunigt ab, wenn die natürlichen Gelenkflächen durch Implantate mit vergleichsweise ungünstigen Dämpfungseigenschaften ersetzt werden. Durch das Fehlen der natürlichen, dämpfenden und so die Bänder schonenden Gelenkflächen entsteht eine zusätzliche Belastung des Kapselbandapparates (Abb. 6).

Eine spezifische Spätkomplikation der unicondylären Schlittenendoprothese ist die Ausbildung der *kontracondylären Arthrose*. (In Abb. 3 nicht mitaufgeführt). Sie trat häufiger bei Patienten mit rheumatischer Arthritis auf. Diese Beobachtung hat dazu geführt, daß wir heute auch bei unicondylär ausgebildeten Arthrosen, in denen sich auf der kontralateralen Seite bereits erste Zeichen von Knorpeldegeneration finden, primär bicondyläre Schlittenendoprothesen einsetzen (Abb. 7).

14

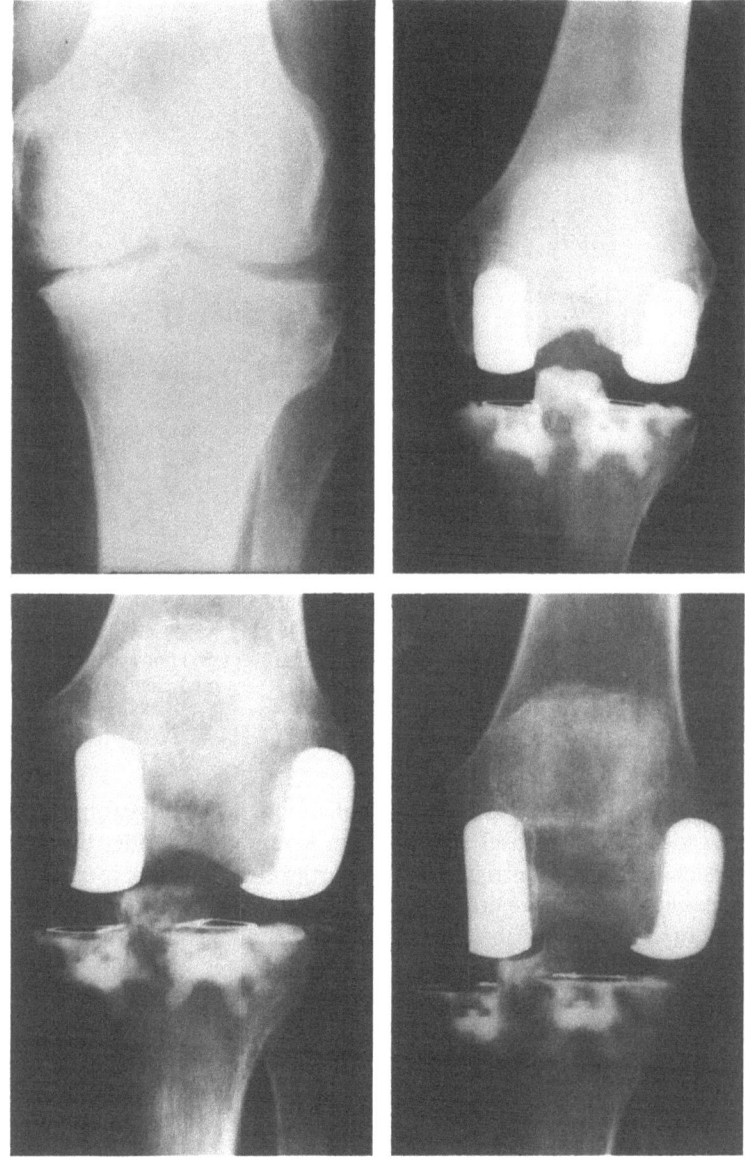

Abb. 6. Wbl. Pat. 78 J. *Oben:* Varusgonarthrose, bicondyl. Schlittenendoprothese *Unten:* Zunehmende Subluxation durch Versagen des Bandapparates nach 1 u. 2 Jahren

Die *Infektionsrate* der Schlittenendoprothese war nach vier vergleichbaren Verlaufsjahren unter der 1%-Grenze (0,6%) und damit signifikant niedriger ($p < 0,05$)
als nach Totalendoprothesen.

Das Vollbild einer *Sudeckschen Dystrophie* war selten und wurde bisher nur nach
Schlittenendoprothesen beobachtet.

15

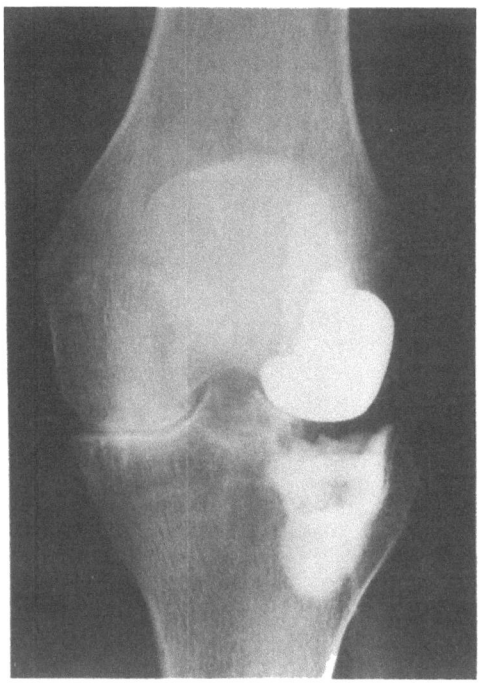

Abb. 7. Wbl. Pat. 69 J., rheumat. Arthritis, kontracondyl. Arthrose 5 Jahre nach med. Schlittenendoprothese

Septische und mechanische Komplikationen ließen sich in den meisten Fällen entweder durch Wechsel der einzelnen Komponenten oder durch Einsetzen einer Totalendoprothese korrigieren. Eine Arthrodese war nur in zwei Fällen einer Sudeckschen Dystrophie erforderlich und bereitete technisch keine Schwierigkeiten. Aufgrund unserer Erfahrungen mit Schlittenendoprothesen halten wir Veränderungen des Grundkonzeptes nicht für notwendig [49]. Der allgemeinen Tendenz, fehlende Bandinstabilitäten über einen vermehrten Formschluß auszugleichen, sind wir nicht gefolgt [35, 69, 101, 229, 248]. Wegen der schwer einschätzbaren Funktion des Kapselbandapparates in der Gelenkstabilisierung muß bei derartigen Modellen mit einem erhöhten Komplikationsrisiko durch vermehrte Belastung des Materials

Tabelle 2. Art und Häufigkeit typ. Komplikationen. Scharnierendoprothesen Modell „St. Georg" von 1970–1978 (N = 734).

Typische Komplikationen	1970–1975 1. Generation (N = 226) (∅ Implant.-Dauer 6,2 J.)	1976–1978 2. Generation (N = 508) (∅ Implant.-Dauer 2,8 J.)
Mechanische Lockerung	13	14
Femurfraktur am Prothesenstielende	5	3
Infektion	5	6

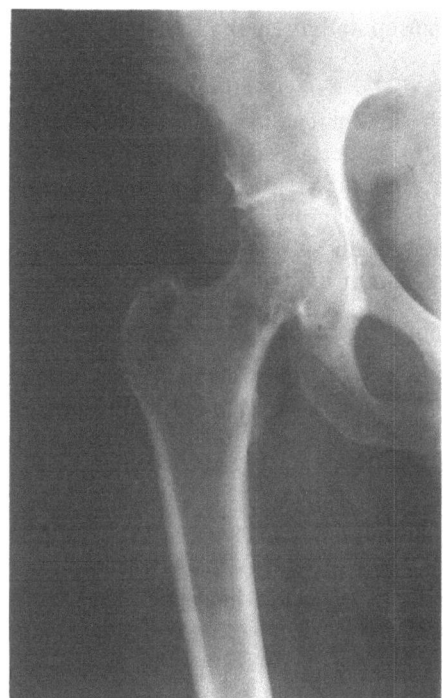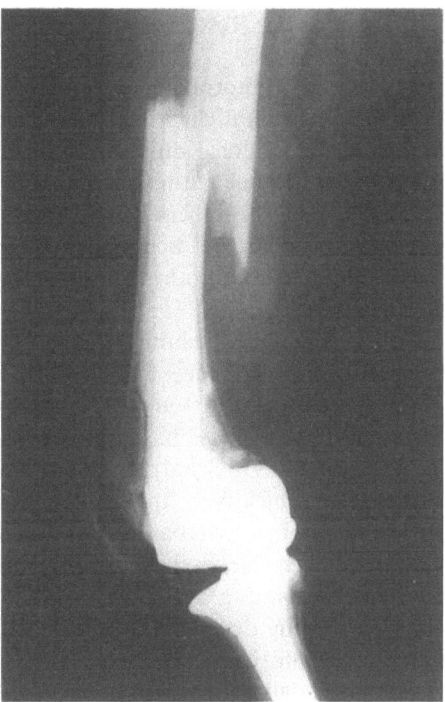

Abb. 9. Wbl. Pat. 58 J., Varusgonarthrose re., Coxarthrose re., aufgehobene Hüftrotation, Oberschenkelfraktur nach Bagatelldrehtrauma

tet, so daß hier eine Gesamtinfektionsrate von 1,5% errechnet werden konnte [197].

Ebenso wie am Hüftgelenk können tiefe Infektionen durch den direkten Austausch der Endoprothese unter Verwendung von antibiotikahaltigem Knochenzement erfolgreich reoperiert werden. Es ist z.Zt. noch nicht beurteilbar, ob die Erfolgsraten in ähnlichen Bereichen wie nach Wechseloperationen septischer totaler Hüftendoprothesen liegen werden [27]. Bei einem Fehlschlag der Wechseloperation ist auch bei tiefen Infektionen die Arthrodese möglich. Zwei Fälle erforderten wegen einer nicht beherrschbaren Infektion bei rheumatischer Arthritis und gleichzeitig bestehenden schweren Durchblutungsstörungen eine Oberschenkelamputation.

Die Erfahrungen mit beiden prothetischen Systemen haben die Entscheidung für die vorrangige Weiterentwicklung des totalen Gelenkersatzes maßgebend beeinflußt. Der hohe Prozentsatz der Fehlschläge nach Schlittenendoprothesen, die auf ein Versagen des Kapselbandapparates zurückzuführen waren, hat gezeigt, daß der Anteil der Fälle, in denen die Gelenkstabilisierung durch die endoprothetische Konstruktion gewährleistet sein muß, größer ist, als wir ursprünglich angenommen hatten. Die Konsequenz war hier also eine strengere Indikationsstellung. Die wesentlichen systemspezifischen Komplikationen nach Scharnierendoprothesen, die mechanische Lockerung und die Femurfraktur am Prothesenstielende, sind biomechanische Komplikationen. Es darf angenommen werden, daß durch konstruktive Änderungen deren Häufigkeit verringert werden kann.

3.4.3 Analyse der Restbeschwerden im Femoropatellargelenk (Tabelle 3)

Ein Ersatz des Femoropatellargelenkes war in der Konstruktion der Scharnierendoprothese bewußt nicht vorgesehen. Durch die weitgehend intracondyläre Verankerung der femoralen Komponente bleibt ein großer Teil des condylären Gleitlagers erhalten. Je nach Einbausituation der Endoprothese und der anatomischen Lage der Patella kommt ein Kontakt zwischen der femoralen Komponente und der Patellarückseite erst bei Beugungen zwischen 60 und 90° zustande. Dies gilt auch für die Schlittenendoprothese, bei der ebenfalls nur die femorotibialen Gelenkflächen ersetzt werden [51].

Unsere Nachuntersuchungen haben gezeigt, daß bei Knieendoprothesen ohne gleichzeitigen Ersatz des Femoropatellargelenkes je nach Modell mit Restbeschwerden zwischen 16% und 21% gerechnet werden muß [52, 197]. Die in Tabelle 4 dargestellten Ergebnisse basieren auf Nachuntersuchungen der 1 173 Schlittenendoprothesen und 996 Scharnierendoprothesen, die zwischen 1970 und 1978 operiert wurden. Die subjektiven Angaben der Patienten differierten nur unwesentlich von den klinisch objektivierbaren Untersuchungsbefunden in Form von patellaren Klopf- und Verschiebeschmerzen. Erwartungsgemäß wurden nach totalendoprothetischer Versorgung wegen der in diesen Fällen meist sehr viel weiter fortgeschrittenen Zerstörung des ganzen Gelenkes die Beschwerden nicht nur häufiger, sondern auch intensiver geschildert als nach Schlittenendoprothesen. In Anbetracht der Tatsache, daß man praktisch bei allen Gonarthrosen auch auf mehr oder weniger ausgeprägte Veränderungen im Kniescheibengelenk stößt, ist die Häufigkeit von Restschmerzen als verhältnismäßig gering zu bezeichnen. Außerdem geben die meisten Patienten die Beschwerden als wechselnd gering bis erträglich und vorwiegend nur bei stärkerer Belastung des Femoropatellargelenkes (z. B. Treppensteigen) an.

Die deutlichen Unterschiede zwischen dem Modell der 1. und 2. Generation führen wir weniger auf die längere Implantationszeit der ersten Endoprothesen zurück, als auf den verbesserten Übergang der femoralen Komponente der 2. Generation in das condyläre Gleitlager. Die Gruppe mit anhaltenden und durch konservative Maßnahmen nicht zu beeinflussenden starken Schmerzen ist verhältnismäßig klein; erneute Maßnahmen waren bei der Totalendoprothese in 4–5% und bei der Schlittenendoprothese in 0,5 bzw. 3% erforderlich. Therapie der Wahl bei anhalten-

Tabelle 3. Restbeschwerden im Femoropatellargelenk nach Knieendoprothesen, Häufigkeit der nachträglichen Patellektomie

Prothesentyp		Subjektive Schmerzangabe	Klinisch auslösbare Schmerzen	Patellektomie
Total-prothese	Modell St. Georg I	24%	25%	5%
		20%	21%	4%
	Modell St. Georg II	17%	18%	4%
Schlitten-prothese	bicondylär	18%	18%	3%
	unicondylär	18%	16%	0,5%

20

den, konservativ nicht zu beherrschenden Schmerzen ist für uns unverändert die nachträglich durchgeführte Patellektomie. Wir haben sie in den letzten Jahren mit einer Vorverlagerung der Tuberositas tibiae nach dem Vorschlag von Kaufer kombiniert, um so die bei einer Patellektomie zustande kommende Kraftminderung der Streckmuskulatur zumindest teilweise auszugleichen [10, 115, 140].

Im Laufe der Nachuntersuchungen entstand der Verdacht, daß die stärkeren und häufigeren femoropatellaren Restbeschwerden nach Totalendoprothesen nicht allein auf Unterschiede im Grad der Gelenkzerstörungen beruhen konnten. Bei Durchsicht der Röntgenbilder fiel auf, daß es im Gegensatz zur Schlittenendoprothese nach Scharnierendoprothesen oft zu einer präoperativ nicht vorhandenen Ventralverschiebung der Condylen gekommen war. Es galt abzuklären, ob ein Zusammenhang zwischen Ausmaß der Restbeschwerden und diesem condylären Vorschub bestand.

Das Verhältnis zwischen der Lage des Drehpunktes für die Beugebewegung und den Längsachsen der femoralen und tibialen Komponente ist in einer Scharnierkonstruktion festgelegt. Diese Relationen werden bei der Implantation auf das natürliche Gelenk übertragen. Postoperative Lageveränderungen zwischen Ober- und Unterschenkel können folglich nur durch zwei Faktoren bedingt sein:

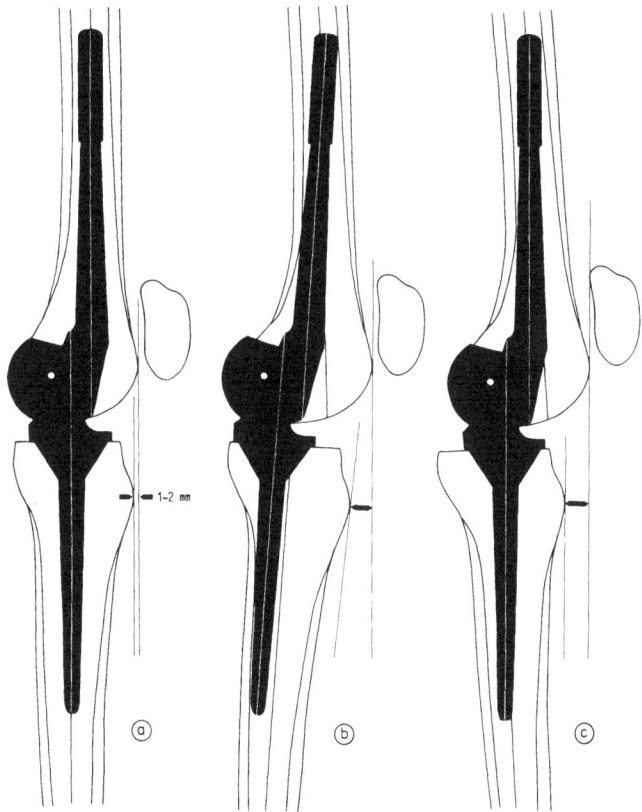

Abb. 10 a–c. Richtige (a) und fehlerhafte (b u. c) Einbausituation der Scharnierendoprothese in Seitenansicht

1. durch falsche, den natürlichen Bedingungen nicht entsprechende Achselrelatio-
nen in der Konstruktion und
2. durch falsche Einbautechniken.

Auf die Zusammenhänge zwischen der intracondylären Lage der Beugeachse und
ihrer Relation zu den anatomischen Beinachsen im natürlichen Gelenk und in endoprothetischen Konstruktionen wird in den Kapiteln 3.7.3 und 6.2.4 ausführlich
eingegangen. An dieser Stelle sei hervorgehoben, daß praktisch in keiner der bisherigen Scharnierkonstruktionen diese Relationen ausreichend zufriedenstellend den
physiologischen Bedingungen angepaßt worden sind (Abb. 30 u. 31). In unserer
Scharnierkonstruktion kann die Lage des Drehpunktes als bedingt zufriedenstellend angesehen werden, und ihre Lage zur Femurachse entspricht dem anatomisch
gemessenen Mittelwert. Dagegen ist der Abstand zur Tibiaachse mit einer Distanz
von 8 mm zu gering. Die Nachteile dieses Konstruktionsmerkmales können durch
entsprechende intramedulläre Versetzung der Prothesenstiele operativ kompensiert
werden (Abb. 10 a). In welcher Weise eine falsche Operationstechnik zusätzlich zu
veränderten Verhältnissen im Gelenk führen kann, wird durch die Schemazeich-
nungen in Abb. 10 b u. c veranschaulicht. Wird die femorale Komponente mit ventraler Verkippung des Prothesenstiels condylär zu weit dorsal eingesetzt, so läßt sich
auch bei maximaler Dorsalverlagerung der tibialen Komponente ein ventraler Vorschub der Condylen nicht vermeiden, und es resultiert zusätzlich ein Streckdefizit
zwischen Ober- und Unterschenkel (Abb. 10 b). Bei gleicher Fehlposition der femoralen Komponente kann das Streckdefizit zwar durch maximale Ventralverlagerung
der tibialen Komponente mit gleichzeitiger Dorsalverkippung des Prothesenstiels
ausgeglichen werden, es kommt dann aber zu einer weiteren Zunahme der Ventralverschiebung der Condylen (Abb. 10 c).

Fehler in der Endoprothesenkonstruktion und der operativen Technik können also in geschilderter Weise einen condylären Vorschub bewirken. Theoretisch werden
dadurch über einen „umgekehrten Maquet-Bandi-Effekt" ungünstige Belastungsverhältnisse im Femoropatellargelenk erzeugt. Diese wiederum könnten die Ursache verstärkter oder progredienter Restbeschwerden sein.

Zur quantitativen Erfassung des Vorschubs wurden 155 Totalendoprothesen und
147 Schlittenendoprothesen über einen Fragebogen und über ein Röntgenkontroll-
bild, davon 105 Total- und 102 Schlittenendoprothesen zusätzlich klinisch nachuntersucht. Es war nicht möglich, die Röntgenuntersuchungen anhand von Abstands-
aufnahmen durchzuführen. Die bekannten Abmessungen der implantierten
Endoprothesen zeigten jedoch, daß alle Bilder einheitlich um 15–20% vorgrößert
waren, so daß die Werte untereinander vergleichbar waren. Das Ausmaß der Con-
dylenverlagerung wurde auf seitlichen Röntgenbildern bestimmt. Es wurde dabei
die Distanz zwischen der ventralen Begrenzung der Condylen und der Tuberositas
tibiae ausgemessen (Tabelle 4). Zur Objektivierung der subjektiven Schmerzanga-
ben haben wir als Beurteilungskriterien neben dem klinischen direkten Untersu-
chungsbefund auch die Behinderung beim Treppensteigen herangezogen (Tabelle 5).

Der ventrale Condylenvorschub war bei der Schlittenendoprothese mit durch-
schnittlich 1,9 mm mit den von uns an natürlichen Kniegelenken ausgemessenen
Werten identisch (s. 3.7.3). Es darf aus dieser Tatsache geschlossen werden, daß der
Einbau einer Schlittenendoprothese die diesbezüglichen Bedingungen im natürli-

Tabelle 4. Unterschiede des ventralen Condylenvorschubs nach Schlitten- und Totalendoprothesen

Prothesentyp:	durchschnittliche Meßwerte		Vorschub > 5 mm
Schlitten (N = 147)	1,9 mm	min. − 3 mm max. + 11 mm	9%
Scharnier (N = 155)	4,7 mm	min. − 3 mm max. + 15 mm	35%

Tabelle 5. Durchschnittliche Meßwerte des Condylenvorschubs bei verschiedenen Untersuchungskriterien

Kriterien	Totalprothese		Schlittenprothese	
	N = 155	Ø Vorschub	N = 147	Ø Vorschub
Ohne Schmerzangabe	99	4,7 mm	69	1,9 mm
Schmerzen in der Patella angegeben	26	5,9 mm	28	1,9 mm
Schmerzen *nicht* in der Patella angegeben	30	3,6 mm	50	1,5 mm
Treppauf ohne Beinnachziehen möglich	92	4,5 mm	104	1,8 mm
Treppauf nur mit Beinnachziehen möglich	63	4,8 mm	43	2,0 mm
Treppab ohne Beinvorsetzen möglich	57	4,1 mm	87	1,6 mm
Treppab nur mit Vorsetzen des Beines möglich	98	5,1 mm	60	2,2 mm
Klinisch *kein* Femoropatellarschmerz auslösbar	84	3,7 mm	88	1,8 mm
Klinisch Femoropatellarschmerz auslösbar	21	5,6 mm	14	3,1 mm

chen Gelenk nicht prinzipiell verändert. Demgegenüber fand sich nach Scharnierendoprothesen ein durchschnittlich fast 2½mal stärkerer Vorschub der Condylen. Auch wenn aufgrund der nur bedingt objektivierbaren klinischen Befunde und der subjektiven Angaben der Patienten die Untersuchungen nur Aussagen in relativierter Form zuließen, zeigen sie von der Tendenz her deutlich, daß mit zunehmendem Vorschub nicht nur subjektive oder objektive Beschwerden, sondern auch die Gehbehinderungen häufiger wurden. Diese Zusammenhänge fielen besonders auf, wenn der Vorschub mehr als 5 mm betrug und röntgenologisch gleichzeitig starke femoropatellare Arthrosen erkennbar waren.

Die Untersuchungen führten zu wichtigen Schlußfolgerungen. Die Schlittenendoprothese veränderte erwartungsgemäß nicht die Gelenkverhältnisse im Sinne einer Verschiebung zwischen Ober- und Unterschenkel in der sagittalen Richtung. Dagegen waren nach Scharnierendoprothesen erhebliche, operativ bedingte Ventralverlagerungen der Condylen zu beobachten. Mit einer Zunahme der Beschwerden im Femoropatellargelenk durch einen operativ bedingten Condylenvorschub muß vor allem dann gerechnet werden, wenn gleichzeitig starke Femoropatellararthrosen vorliegen. Bei allen Entwicklungen müssen daher zukünftig die Ursachen derartiger Gelenkveränderungen, nämlich unphysiologische Relationen zwischen Beuge- und Längsachse in einer endoprothetischen Konstruktion und falsche operative Einbautechniken, durch entsprechende Maßnahmen vermieden werden. Mit einer möglichst weitgehenden Annäherung des Modells an die entsprechenden physiologischen Verhältnisse dürfte eine Senkung der bisherigen Raten femoropatellarer Restbeschwerden wahrscheinlich sein [10, 62, 86].

3.5 Kritische Betrachtung der eigenen Scharnierkonstruktionen

Seit über 10 Jahren hat sich die von uns verwendete intracondyläre totale Knieendoprothese als eine stabile Konstruktion bewährt. Ein Materialversagen der tragenden Teile oder ein das System gefährdender Abrieb im Polyäthylenlager wurde bisher nicht beobachtet. Die Erfahrungen mit dem Scharniermodell der 1. Generation veranlaßten uns jedoch, Mitte der 70er Jahre verschiedene Konstruktionsmerkmale zu verändern. Dies führte zwar zu verbesserten Ergebnissen in der 2. Generation, die Praxis der letzten Jahre ließ uns jedoch weitere Mängel erkennen (Abb. 11).

Bei der Scharnierendoprothese der 1. Generation haben sich eine Reihe von Charakteristika als richtig, andere als nachteilig erwiesen. Durch die weitgehend intra-

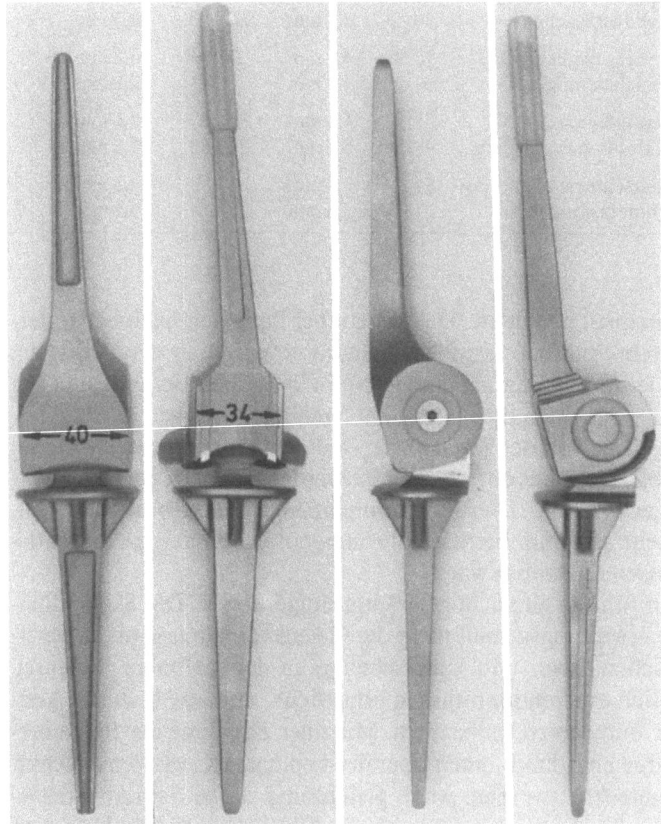

Abb. 11. Intracondyläre Scharnierendoprothesen Modell „St. Georg" 1. und 2. Generation in Vorder- u. Seitenansicht

24

ossäre Einbettung des Implantates läßt sich das patellare Gleitlager erhalten, der Rückzug zur Arthrodese ist ohne extreme Beinverkürzung möglich, die biologische Deckung, insbesondere der beweglichen Implantatteile, dürfte die Infektionsgefahr verringern. Den Drehpunkt für die Scharnierbewegung hatten wir empirisch nach dorsal verlagert. Diese physiologische Position ermöglichte eine gute Beugefähigkeit von 140° im Modell. Der hintere Radius der Condylen betrug im Modell 20 mm. Dies entsprach der Anatomie kleiner Gelenke und bedingte eine vermehrte Resektion im hinteren Condylenbereich bei großen Gelenken (s. 6.2.6). Während der Abstand zwischen Beugedrehpunkt und Femurachse der Physiologie entsprach, war die Distanz zur Tibiaachse zu klein (s. 3.4.3 u. 3.7.3). Die theoretisch erforderliche Resektion in der Gelenkebene von nur 12 mm war vorteilhaft.

Versagensfälle ließen verschiedene änderungsbedürftige Nachteile erkennen. Dies betraf besonders die femorale Komponente. Die Breite des intracondylären Scharnierteils von 40 mm erforderte eine ausgedehnte Knochenresektion. Dies wirkte sich vor allem bei kleinen Gelenken und evtl. erforderlichen Sekundäreingriffen ungünstig aus. Das Scharnierteil der femoralen Komponente ging entsprechend der Anatomie des Femurs fließend in den Prothesenstiel über. Dies führte zur Keilwirkung. Die erhöhte Rate der mechanischen Lockerungen mit typischem Einsinken der femoralen Komponente in die Markhöhle dürfte im wesentlichen darauf zurückzuführen sein (s. 3.4.2). Eine weitere Ursache für beobachtete mechanische Lockerungen sahen wir in der fehlenden Valgisierung des ersten Modells, da das bei jedem Schritt auftretende varisierende Moment so vergrößert und dadurch das Verbundsystem vermehrt beansprucht wird. Die Mulde im Scharnierteil am Übergang zum patellaren Gleitlager war zu flach, so daß Stufenbildungen zwischen Implantat und Knochen oft unvermeidbar waren. Wir sehen hierin die Ursache für die häufigeren femoropatellaren Restbeschwerden (s. 3.4.3). Der Mechanismus beim Zusammensetzen der beiden Prothesenkomponenten während der Operation war kompliziert. Dies betraf sowohl die 1. als auch die 2. Generation. Die Montage der Trägerachse erforderte ein Aufbohren des medialen Condylus. Diese schwierige Technik ließ sich auch durch Zielgeräte nicht wesentlich vereinfachen.

Um das varisierende Moment zu verringern, wurde die Prothese um 6° valgisiert. Eine Abstufung am Übergang des Scharnierteils zum femoralen Stiel sowie seitliche Stützflügel verringerten die Flächenpressung zwischen femoraler Komponente und Knochen bzw. Knochenzement. Die Prothesenstiele blieben lang, um Einbaufehler zu vermeiden und die Verankerung sicher zu gewährleisten. Polyäthylenaufsätze zentrierten zusätzlich den femoralen Stiel und schützten vor der Gefahr der Kerbwirkung durch direkten Knochen-Metall-Kontakt. Das Mittelteil wurde auf 34 mm verschmälert, der Übergang in das patellare Gleitlager der Anatomie entsprechend vertieft. Diese Veränderungen führten zu verbesserten Ergebnissen (s. 3.4.2).

Dennoch zeigen die auch hier beobachteten biomechanischen Komplikationen und die Erfahrungen der Operationspraxis, daß das Modell der 2. Generation ebenso einer kritischen Beurteilung bedurfte. Mechanische Lockerung und Femurfraktur am Prothesenstielende traten zwar seltener auf, waren jedoch weiterhin die wesentlichen Versagensursachen. Bei jedem Schritt und vermehrt bei extremen Beanspruchungen, wie z. B. bei Drehstürzen, treten nicht unerhebliche Momente um die femorale und tibiale Achse auf. Diese werden bei reinen Scharnierkonstruktionen ungedämpft in die Verankerung und in den Knochen eingeleitet. Ist in einer Scharnierkonstruktion eine den physiologischen Bedingungen entsprechende axiale Rotationsmöglichkeit enthalten, dürfte damit die Voraussetzung für eine weitere Verminderung der biomechanischen Komplikationen geschaffen sein. Darüber hinaus war es notwendig, die operative Technik zu vereinfachen, den medialen Condylus zu schonen, das Knochenresektat weiter zu verkleinern, ein anatomiegerechtes Sortiment verschiedener Modellgrößen anzubieten und die Relation der Beugeachse zu den Beinachsen zu optimieren.

3.6 Kritische Betrachtung bisheriger Scharnierendoprothesen mit axialer Rotation

Gelenkstabilisierende Konstruktionen mit mehr als einem Freiheitsgrad erscheinen uns für künftige Entwicklungen richtungsweisend. Die Idee, die Bewegungsmöglichkeit von Scharnierendoprothesen durch zusätzliche Freiheitsgrade zu erweitern, ist nicht grundsätzlich neu. Die meisten Autoren erhoffen sich davon neben einem verbesserten Gangbild auch eine längere Haltbarkeit der Implantate im Knochen. Alle bisher vorgestellten Konstruktionen machen die Schwierigkeiten deutlich, die mit diesen Entwicklungen verbunden sind. Hier wird ein Überblick über die wichtigsten derzeitigen Konstruktionen gegeben, bei denen eine Rotation um die Unterschenkelachse möglich ist. Sie unterscheiden sich im Ausmaß und in der Art der Bremsung dieser Rotation sowie in ihrer Abhängigkeit von der Beugung. Einige verfügen über zusätzliche Freiheitsgrade, wie leichte Ab- und Adduktion oder einen wandernden Drehpunkt für die Beugung.

Die erste Scharnierendoprothese, die eine axiale Rotationsmöglichkeit aufwies, war eine Ganzmetallkonstruktion von Trillat (1971) aus Frankreich. Ebenfalls aus Frankreich stammte eine Konstruktion von Herbert (1972). Eine ähnliche Ganzmetallkonstruktion wurde als sog. Kugelschloßendoprothese von Blietz (1974) in Deutschland vorgestellt. In allen drei Modellen wurde die axiale Rotation über ein Kugelgelenk erreicht. Sie sind aber den hohen Dauerbelastungen im Kniegelenk nicht gewachsen gewesen und haben sich in der klinischen Anwendung langfristig nicht bewährt [19, 97, 165, 237].

1973 wurde von Walker die Entwicklung einer „stabilizing knee prosthesis" beschrieben. Das „low-friction" Prinzip war nicht berücksichtigt, die Relation zwischen Beugeachse und anatomischer Ober- und Unterschenkelachse aber weitgehend physiologisch. Mit zunehmender Beugung wurde eine durch Anschlag begrenzte Rotation möglich. Walker hat das Grundkonzept nicht weiterverfolgt und sich mehr der Entwicklung nichtstabilisierender Oberflächenprothesen gewidmet [104, 248, 249].

In den letzten Jahren sind eine Reihe von Scharnierkonstruktionen vorgestellt worden, die unter Einhaltung des „low-friction" Prinzips eine axiale Rotation aufweisen. Verschiedene Modelle lassen auch seitliche Verkippungen zu. Erfahrungen mit größeren Operationsserien, die verläßliche Aussagen über die einzelnen Systeme zulassen, liegen bisher nicht vor.

Die Idee einer völlig ungebremsten Rotation wurde erstmalig von Elson in der weiterentwickelten Form der sog. Sheffield-Prothese realisiert [47]. In diesem Mo-

26

dell rotiert der Längsarm einer T-förmigen femoralen Metallkomponente frei in einem tibial einzementierten Polyäthylenköcher. Die Scharnierbewegung wird über die quere Achse erreicht, die in condylär einzementierten Polyäthylenbuchsen läuft. Alle axialen Torsionsmomente werden bei diesem Prinzip praktisch ungebremst in den umgebenden Kapselbandapparat eingeleitet. In einzelnen klinischen Versuchen konnte bewiesen werden, daß dieses Vorgehen prinzipiell möglich ist. Die Sicherheit der Verankerung auf der femoralen Seite erscheint jedoch bei dieser Prothese problematisch und war auch der Grund dafür, daß größere klinische Versuchsserien nicht durchgeführt worden sind [48].

In dem von Dadurian (1977) vorgestellten Modell, eine Weiterentwicklung der St. Georg-Scharnierendoprothese, rotiert die femorale Komponente, durch einen harten Anschlag begrenzt, auf einem tibial verankerten Stift. Diese Konstruktion war den auftretenden Belastungen nicht gewachsen; der Stift brach in Höhe einer basisnah umlaufenden Nut gehäuft ab. Die einwirkenden Drehmomente werden bei hartem Anschlag nur uneffektiv gedämpft. Die besonders auf der femoralen Seite zu kleinen Auflageflächen bergen ein erhöhtes Risiko für mechanische Fehlschläge [37].

In der *Noiles-Prothese* ist die axiale Rotation durch eine ähnliche Stiftkonstruktion möglich. In dieser Prothese besteht die tibiale Komponente vollständig aus Polyäthylen. Die Scharnierachse und der tibiale Stift sind aus einer Titanlegierung gefertigt, um höheren Beanspruchungen standzuhalten. Die auffallend stabil erscheinende Konstruktion erfordert vorwiegend femoral, aber auch tibial eine erhebliche Knochenresektion. Ebenso wie bei der Dadurian-Prothese fehlt auch hier eine zufriedenstellende Anpassung des Mittelteils der femoralen Komponente an die Anatomie des Condylengleitlagers. Während die tibiale Komponente eine flächige Auflage besitzt, fehlt eine entsprechend zufriedenstellende Abstützung auf der femoralen Seite [66].

Die von Tillmann (1981) vorgestellte Konstruktion erlaubt über einen in sagittaler Richtung ovalären Führungssteg des tibialen Plateaus, der von den Innenseiten der Kufen der femoralen Komponente umfaßt wird, neben einem wandernden Drehpunkt für die Beugebewegung auch geringe durch Anschlag begrenzte axiale Rotationen. Die Konstruktion verhindert eine ausreichende Beugefähigkeit. Durch eine gute, flächige tibiale und femorale Auflage wurde den axialen Belastungen ausreichend Rechnung getragen. Die kräftig dimensionierten Prothesenstiele erfordern eine vermehrte Knochenresektion. Wahlweise kann die Prothese mit einem femoropatellaren Gelenkersatz kombiniert werden [233].

In der GT-Gleitachsenendoprothese von Thomas (1981) wurde zur Realisierung der Unterschenkelrotation und eines veränderlichen Scharnierdrehpunktes ein ähnliches Prinzip wie in der Tillmann-Prothese und dem Sheehan knee angewandt. Auch in diesem Modell werden die femoralen Gleitkufen durch einen tibialen längsverlaufenden Steg mit einer queren Achse geführt. Vorteil dieses Prinzips ist eine einfache Montage der beiden Komponenten, ungünstig aber die Begrenzung der axialen Rotation durch einen Anschlag. Breite Auflageflächen sowohl tibial wie auch femoral stützen die Prothese gut auf dem Knochen ab. Die stark dimensionierten Prothesenstiele und eine ventrale Metall-Lippe an der femoralen Komponente für den gleichzeitigen Ersatz des Femoropatellargelenkes erfordern eine ausgedehnte Knochenresektion [230, 231].

1978 wurde von Wearne et al. eine Scharnierkonstruktion mit axialer Rotationsmöglichkeit vorgestellt. Der komplizierte Mechanismus erscheint störanfällig und
erlaubt nur eine Beugung bis knapp über 90°. Für das Einsetzen der Endoprothese
ist eine ausgedehnte Resektion in der Gelenkebene notwendig. Die Unterschenkelrotation ist bis 15° in beiden Richtungen möglich, aber durch einen festen Anschlag
begrenzt. Erste klinische Ergebnisse seit 1974 werden positiv beurteilt [256].

Von den Knieendoprothesen mit erweiterten Bewegungsmöglichkeiten sind in
den letzten Jahren besonders drei Systeme, vor allem im anglo-amerikanischen
Raum, in größerem Umfang im klinischen Einsatz.

Seit 1971 findet die Endoprothese von Sheehan eine breitere Anwendung [211,
212]. Die Prothese nach dem „low-friction" Prinzip ermöglicht eine Scharnierbewegung über einen wandernden Drehpunkt und eine mit der Beugung zunehmende,
aber sehr geringe und durch Anschlag begrenzte Unterschenkelrotation. Konstruktiv wird dies dadurch erreicht, daß die Innenseiten der beiden metallenen Condy-
lenkufen über einen im transversalen Querschnitt T-förmig und in sagittaler Richtung ovalär gestalteten Polyäthylensteg des tibialen Plateaus geführt werden. Der
Spielraum zwischen den Komponenten läßt auch geringe Bewegungen in der Ab-
und Adduktion zu. Vorteilhaft ist dabei die einfache Montage der Komponenten
und die erforderliche geringe Knochenresektion. Die tibiale und femorale Komponente sind keilförmig gestaltet. Ähnlich wie bei der femoralen Komponente der St.
Georg-Scharnierendoprothese der 1. Generation muß hier langfristig mit einer erhöhten Frequenz mechanischer Lockerungen durch Einsinken besonders der tibialen Seite gerechnet werden. Außerdem scheint der die Komponenten verbindende

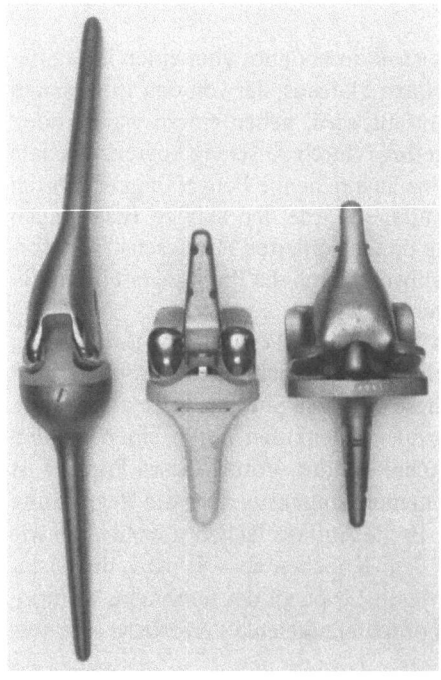

Abb. 12. Sheehan, Attenborough,
Spherocentric knee

Polyäthylensteg nicht ausreichend stabil, so daß hier Materialfehler zu erwarten sein dürften (Abb. 12) [32, 93].

1974 wurde von Attenborough die sog. „stabilized gliding prosthesis" entwickelt [5, 6, 7]. Die Rotation um die Unterschenkelachse wird über ein Kugelstiftprinzip erreicht. Die femorale Komponente besteht aus Metall, die tibiale aus Polyäthylen. Das „low-friction" Prinzip, das zunächst im Kugelgelenk der femoralen Komponente nicht realisiert war, wurde später teilweise vervollständigt. Die Konstruktion erlaubt geringe seitliche Verkippungen. Die schlittenförmigen Kufen der femoralen Komponente, die ventral gleichzeitig das Patellagleitlager ersetzen, stützen sich flächig auf den Condylen ab. Zwischen den Gleitkufen und ihrem tibialen Lager besteht in Streckstellung Kongruenz. Durch unterschiedliche Radien der Kufen in den hinteren Anteilen verringert sich der Formschluß mit zunehmender Beugung, wodurch axiale Rotationen möglich werden. Die Form der sich beaufschlagenden Kontaktflächen schränkt jedoch unter Belastung die Rotationsmöglichkeit ein. Diese ist dann über einen Ausschraubmechanismus nur gegen einen erhöhten Widerstand möglich. Die ungünstige zentrale Lage des Scharnierdrehpunktes verhindert eine ausreichende Beugemöglichkeit im Modell. Die kurzen, nichtvalgisierten Prothesenstiele können bei falscher Operationstechnik zu Fehlstellungen der Beinachsen führen (Abb. 12) [241].

Von Sonstegard et al. wurde das sog. „spherocentric knee" entwickelt und 1977 vorgestellt [145, 218]. Das System wirkt stabil und ist nach dem „low-friction" Prinzip konstruiert. Auch hier wird die Unterschenkelrotation in einem Kugelgelenk ermöglicht. Ein Polyäthylenlager verbindet den Mittelteil der femoralen Komponente mit einer auf dem tibialen Plateau über einen Stiel befestigten Kugel. Durch differente Radien der femoralen Gleitkufen werden mit zunehmender Beugung eine axiale Rotation bis maximal 20° und geringe seitliche Verkippungen möglich. Die Rotation wird zwar nicht durch einen festen Anschlag begrenzt, es kommt aber aufgrund der fehlenden Distraktionsmöglichkeit zwischen den Komponenten bei endgradiger Rotation zu einer Quetschung zwischen den Kufen und den dorsal ansteigenden tibialen Polyäthylenplateaus. Die zentrale Lage des Scharnierdrehpunktes begrenzt auch in dieser Prothese die Beugung bei 120°. Durch die intracondyläre Verankerung der femoralen Komponente bleibt das Patellagleitlager weitgehend erhalten, so daß ebenso wie bei unseren Totalendoprothesen ein primärer Ersatz des Femoropatellargelenkes nicht vorgesehen ist. Beide Komponenten stützen sich flächig auf dem Knochen ab. Auf der femoralen Seite ist intracondylär eine zu große Resektion erforderlich. Der ursprünglich kurze und nichtvalgisierte femorale Prothesenstiel hat erwartungsgemäß zu gehäuften Fehlern beim Einsetzen geführt. Der Stiel wurde deshalb in der Zwischenzeit verlängert und valgisiert (Abb. 12) [34, 74, 116].

Neben der Attenborough-Prothese darf das Spherocentric knee als das bisher am weitesten entwickelte Scharniersystem mit einer axialen Rotation angesehen werden. Ungünstige Konstruktionsmerkmale hinsichtlich der Beugemöglichkeit, der Art der Unterschenkelrotation sowie der tibial bzw. femoral notwendigen Knochenresektion waren die wesentlichsten Gründe dafür, daß wir uns zur Verwendung dieser Systeme nicht entschlossen haben.

3.7 Bedingungen im natürlichen Gelenk

Voraussetzung für die endoprothetische Entwicklungsarbeit ist eine genaue Kenntnis der Bedingungen im natürlichen Gelenk. Fragen der Gestaltung eines Implantates und der Einbautechnik hängen hiermit eng zusammen. Unter Berücksichtigung der biomechanischen Verhältnisse muß das Implantat weitgehend den anatomischen Dimensionen angepaßt sein.

3.7.1 Anatomie des Kniegelenkes

Das Kniegelenk verbindet als größtes Gelenk des Körpers die beiden größten Röhrenknochen. Sein Aufbau, vorwiegend aus Spongiosa, ist Ausdruck dafür, daß entsprechend dem Wolffschen Gesetz von der funktionellen Gestalt des Knochens im Kniegelenk hohe axiale Belastungen flächig verteilt vom Ober- auf den Unterschenkel übertragen werden [122, 268]. Dies erklärt die kolbige Auftreibung der Ober- und Unterschenkelcondylen. Zwischen den Kontaktflächen des Ober- und Unterschenkels besteht nur eine relativ geringe Kongruenz. Durch die überwiegenden Varusbelastungen ist der mediale Gelenkabschnitt stärker beansprucht und die Kontaktfläche dementsprechend größer als lateral. Die konvex geformten Oberschenkelrollen laufen medial auf einem meist gering konkav, lateral nicht selten auf einem planen oder sogar konvexen Tibiaplateau. Fick spricht in diesem Zusammenhang von einem sog. „Berührungsgelenk" [63]. Eine gewisse knöcherne Barriere für seitliche Verschiebungen stellt die Eminentia intercondylica dar. Die Reklination der Condylen des Oberschenkels und der Tibia ermöglicht nicht nur eine gute Beugefunktion im Gelenk, sondern führt auch zu einer Herabsetzung der Beanspruchung in der Sagittalebene, weil dadurch die Knochenachse näher an die Wirkungslinie der Belastung herangeführt wird. Die Valgusstellung verringert dagegen die Biegebeanspruchung in der Frontalebene [182].

Das Gelenk wird in erster Linie durch Bänder und Muskeln zusammengehalten. Der Knorpel hat neben seinen guten Gleitreibeigenschaften wichtige stabilisierende Funktionen. Bedingt durch seine viskoelastischen Eigenschaften werden unter Belastung die Kontaktzonen der inkongruenten Gelenkflächen größer. Dies stabilisiert, schränkt die axiale Rotation und Translation ein und schützt den Kapselbandapparat gegenüber Dreh- und Schubtraumen [98, 143, 254]. Dies Verhalten des menschlichen Kniegelenkes unter Belastung wurde bereits Ende des vorigen Jahrhunderts von Braune und Fischer beobachtet und in eindrucksvollen Versuchen demonstriert (Abb. 13) [21].

Die wichtige Rolle, die dabei neben dem Knorpel auch die Menisci spielen, haben bereits die Gebr. Weber im vorigen Jahrhundert beschrieben. Sie sahen die Menisci als Kraftverteiler im Sinne eines Preßfedermechanismus an [162, 258]. Wie der Knorpel selbst tragen auch sie unter Belastung durch Vergrößerung der Kontaktflächen wesentlich zur Verringerung der Flächenpressung im Gelenk bei [118, 124, 139, 146, 215, 250].

Der Gelenkknorpel, die Menisci und die Synovialflüssigkeit bedingen ein extrem gutes, bisher in der Technik nicht erreichtes Gleit-Reibverhalten [31].

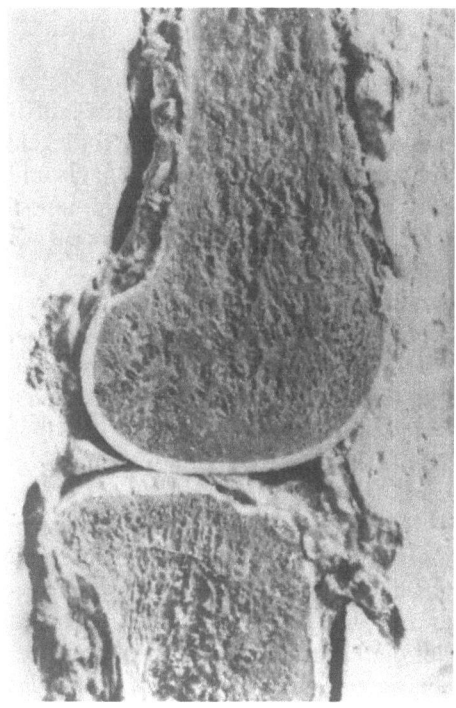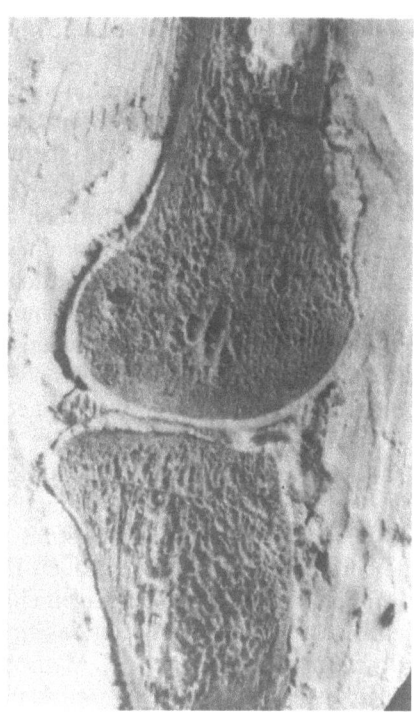

Abb. 13. Verhalten der Gelenkflächen des menschlichen Kniegelenkes ohne u. mit Belastung. (Braune u. Fischer (1891) Die Bewegungen des Kniegelenkes)

Über die stabilisierende Funktion der einzelnen Bandstrukturen wurden ebenfalls bereits von den Gebr. Weber sehr detaillierte Untersuchungen durchgeführt. Dies wurde durch neuere exakte Studien im wesentlichen bestätigt. Die Kollateralbänder dienen vor allem der Stabilisierung bei Varus- und Valgusverkippung und das mediale Seitenband mehr als das laterale gegenüber Rotationen um die Unterschenkelachse. Die rotationssichernde Wirkung der Kreuzbänder ist relativ gering. Sie stabilisieren das Gelenk vorwiegend in sagittaler Richtung, und zwar das ventrale Kreuzband bei Translationsbewegungen des Unterschenkels nach ventral und das dorsale Kreuzband in umgekehrter Richtung [20, 36, 98, 141, 142, 222, 254, 258].

Der Ablauf der Beugebewegung wird durch große Muskelgruppen kontrolliert, und zwar streckseitig durch den M. quadriceps mit der Patella und beugeseitig durch die sog. „Hamstrings", zu denen am Oberschenkel der M. biceps femoris, der M. semimembranosus und der M. semitendinosus und am Unterschenkel der M. gastrocnemius gehören. Das äußere Seitenband wird durch den Tractus iliotibialis und den M. tensor fasciae latae unterstützt [161].

Die Patella, eingebettet als Sesambein zwischen der Patellarsehne und der Quadrizepsmuskulatur verbessert den Hebelarm bei der Beugebewegung und erhöht somit die Effektivität der Quadrizepsmuskulatur. Durch eine Vergrößerung der Kontaktfläche zum patellaren Gleitlager während der Beugung werden unter zunehmender Belastung bei Beugung die im Gelenk auftretenden Kräfte verringert [10, 140, 193, 216].

3.7.2 Anatomische Formen und Maße

Die Gestaltung von Endoprothesen muß sich an anatomischen Formen und Maßen orientieren. Schon gesunde Gelenke weisen in Gestalt und Größe erhebliche individuelle Unterschiede auf, um so mehr ist dies der Fall, wenn Arthrosen vorliegen. Die Praxis hat gezeigt, daß sich stärkere Inkongruenzen zwischen Implantat und Knochen negativ auf die klinischen Ergebnisse auswirken können. Kompromisse sind unvermeidbar; die Endoprothesen sollten der Anatomie jedoch soweit wie möglich entsprechen. Unterschiedliche Modellgrößen sind unumgänglich.

Erste morphologische Untersuchungen der sagittalen Form der Condylen stammen von den Gebr. Weber. Sie haben den polyzentrischen Verlauf der Condylen beschrieben und ihn mit einer Spirale verglichen, deren dorsaler Anteil einem Kreisbogen nahekommt [258]. Auch Langer, Meyer, Fick und Lang u. Wachsmuth faßten die sagittale Condylenform als eine logarithmische Spirale auf [63, 127, 128, 155]. Zur Vereinfachung hat Meyer vorgeschlagen, den sagittalen Condylenumriß in zwei Kreisteile zu zerlegen und hat einen ventralen von 0–40° von einem dorsalen von 40–160° abgegrenzt. Dies beruht auf der Beobachtung, daß in diesen Bereichen die einzelnen Radien keine großen Differenzen aufweisen. Mensch hat aufgrund morphologischer Untersuchungen eine ähnliche Einteilung vorgenommen und einen durchschnittlichen Radius des hinteren Condylenteils medial mit 22 und lateral mit 22,5 mm angegeben [151]. Menschik faßt die Form der Condylen in sagittaler Richtung als Koppelhüllkurve eines überschlagenen Gelenkvierecks auf, wobei das Gelenkviereck aus dem Dach der Fossa intercondylica, den beiden Kreuzbändern und dem Tibiaplateau gebildet wird. Die Koppel ist dabei das Tibiaplateau. Diese Deutung erklärt vereinfacht sowohl die Form der Condylen als auch den bei Beugung wandernden Drehpunkt [152].

In der Aufsicht divergieren die Condylen leicht nach dorsal, der laterale Condylus weist ziemlich konstant einen Sturz von etwa 10° zur Sagittalrichtung auf. Der mediale Condylus verläuft in seiner ventralen Hälfte zunächst bogenförmig, um dann in seiner hinteren Hälfte ebenfalls ziemlich gleichmäßig mit einem Sturz von 10° auszulaufen. Der Übergang zum Patellagleitlager wird durch eine sichtbare kleine Eindellung in der Gelenkfläche erkennbar. Sie liegt im lateralen Condylus etwa im mittleren und im medialen Condylus im ventralen Drittel. Die ventral flach auslaufende Krümmung des medialen Condylus führt bei Streckung durch Kontakt mit der vorn ansteigenden Fläche des medialen Tibiaplateaus zu einer Art Schraubenmechanismus, worauf nach Ansicht verschiedener Autoren die sog. Schlußrotation zurückgeführt wird [63, 107, 214]. Bei dem Schraubenmechanismus scheint auch das stärkere Überrollen des lateralen Condylus über die meist etwas konkave und ventral absinkende laterale Tibiagelenkfläche zusätzlich eine Rolle zu spielen (Abb. 14).

Im Zusammenhang mit Fragen der Konstruktion von Knieendoprothesen haben Mensch und Amstutz eingehende morphologische Untersuchungen und Ausmessungen am Kniegelenk durchgeführt. Andere Studien über die geometrischen Konturen stammen von Erkman, Wright und Seedhom [58, 151, 206, 270].

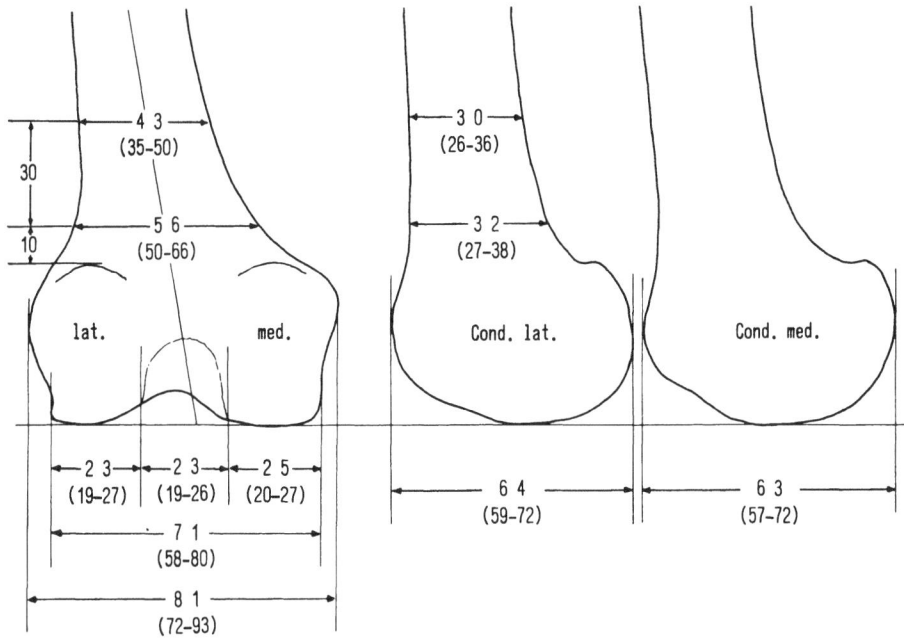

Abb. 14. Anatomische Maße der Oberschenkelcondylen in transversaler und sagittaler Ebene

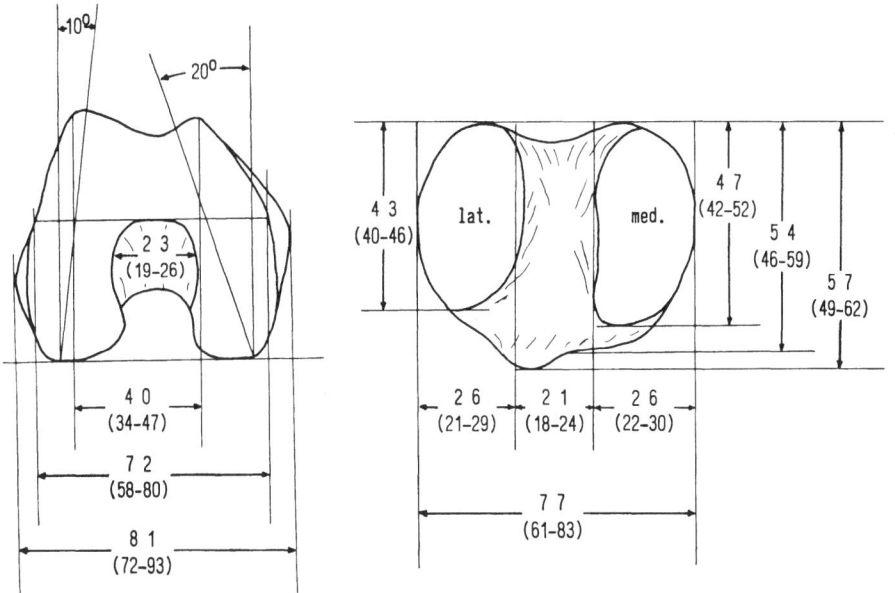

Abb. 15. Anatomische Maße der Ober- u. Unterschenkelcondylen in der Aufsicht

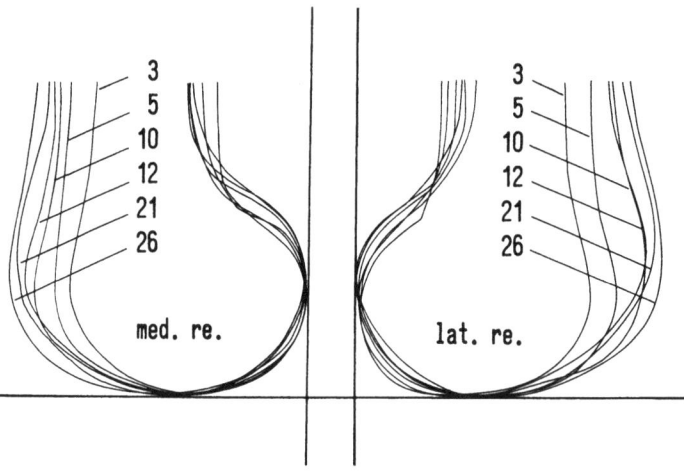

Abb. 16. Umrisse verschiedener med. u. lat. Condylen in sagittaler Richtung

Eigene Untersuchungen

Erste morphologische Untersuchungen führten wir im Rahmen der Entwicklung unserer Knieendoprothesen zwischen 1968 und 1970 an mazerierten Knochen aus einer anatomischen Sammlung durch. Die Herkunft des Materials war unbekannt und eine Geschlechtsunterscheidung deshalb nicht möglich. 50 Kniegelenke wurden vermessen (Abb. 14 u. 15). Geometrische Untersuchungen an weiteren 15 Gelenken dienten der Bestimmung der sagittalen Krümmung der Condylen. Dazu wurden diese medial und lateral längs aufgeschnitten. In der Aufsicht auf die Condylen verlief die Schnittebene medial mit einem Sturz von 20° und lateral von 10° zur Sagittalebene (Abb. 15). Dies entspricht annähernd den höchsten Punkten der Condylen dieser Kontaktlinie. Die Schnitte wurden übereinanderprojiziert (Abb. 16). Ihr mittlerer Verlauf ergab die Form der sagittalen Krümmung unserer Schlittenendoprothese. Unterschiede im Kurvenverlauf fanden sich dabei weniger im dorsalen als im ventralen Abschnitt. Dies deckt sich im wesentlichen mit entsprechenden Untersuchungen anderer Autoren [49, 51, 151, 155, 170, 206, 258].

In der Neukonstruktion war die Lage der Beugeachse innerhalb der Condylen sowie ihr Abstand zu den anatomischen Beinachsen neu festzulegen. Dazu wurden im Verlauf der Entwicklungsarbeiten 40 seitliche Röntgenbilder gesunder, großer und kleiner Kniegelenke vermessen (s. 3.7.3). Eine dabei nochmalig vorgenommene Überprüfung des sagittalen Kurvenverlaufs und Durchmessers der Condylen bestätigte weitgehend die Richtigkeit unserer ursprünglichen Messungen. So differierten Vergleichsmessungen des Sagittaldurchmessers über Röntgenabstandsaufnahmen durchschnittlich weniger als 1 mm gegenüber früheren Untersuchungen an anatomischen Präparaten.

Bei der Weiterentwicklung der Teil- und Totalendoprothese waren wir bemüht, die Form der Auflageflächen zum Knochen zu verbessern. Hierzu notwendige geometrische Studien wurden in den letzten Jahren an frisch resezierten Tibiagelenken

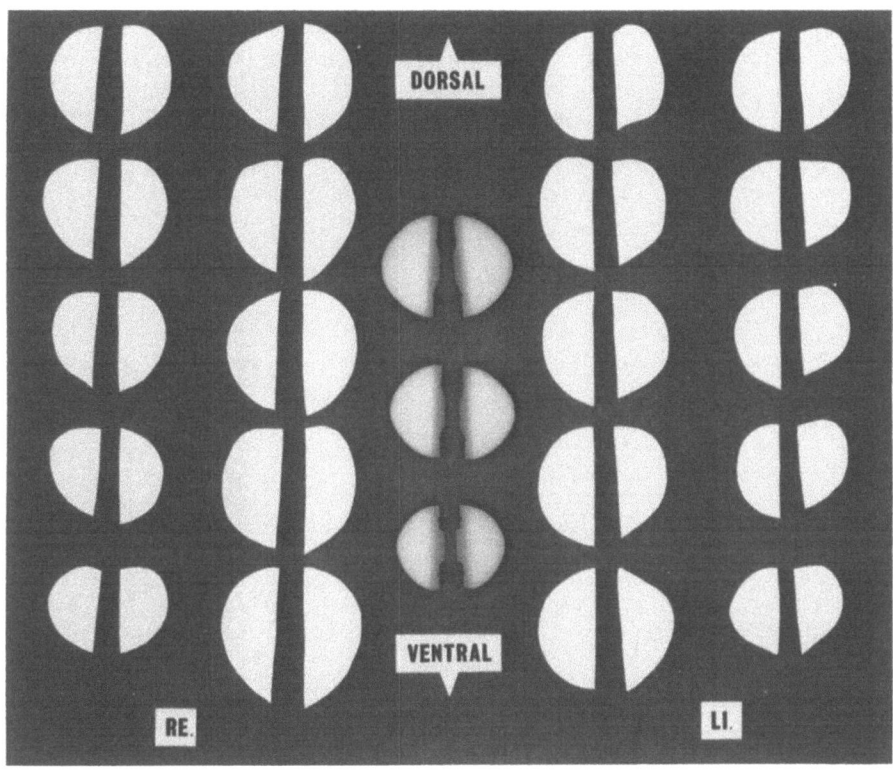

Abb. 17. Umrisse intraoperativ resezierter med. u. lat. Tibiagelenkflächen. (*Bildmitte:* Tib. Komponenten der Schlittenendoprothese in der Aufsicht)

vorgenommen. Wir verwendeten 50 mediale, 50 laterale und 50 komplette bei knieendoprothetischen Operationen gewonnene tibiale Gelenkabschnitte. Davon abgenommene Umrisse dienten als Grundlage für neue, der Anatomie besser angepaßte Formen der tibialen Komponenten der Schlittenendoprothese und der neuen Rotationsendoprothese. Zusätzliche intraoperative Vermessungen von tibialen Gelenkflächen vor und nach der Resektion ergaben nur unwesentliche Abweichungen von unseren ersten.

Untersuchungen an Leichenknien (Abb. 17 u. 18)

Die in den Abbildungen 14–21 zusammengefaßten Meßdaten dienten als Richtlinie für die Gestalt und Größe der neuen Knieendoprothese. Neben den Durchschnittsmaßen in Millimetern vermitteln die in Klammern stehenden kleinsten und größten gemessenen Werte eine Vorstellung über den Streubereich. In der praktischen Anwendung unserer Modelle haben sie sich als weitgehend brauchbar erwiesen. Anatomische Maße werden in ihrer Aussagekraft niemals mit technisch exakten Meßdaten verglichen werden können. Bei morphologischen Untersuchungen fallen

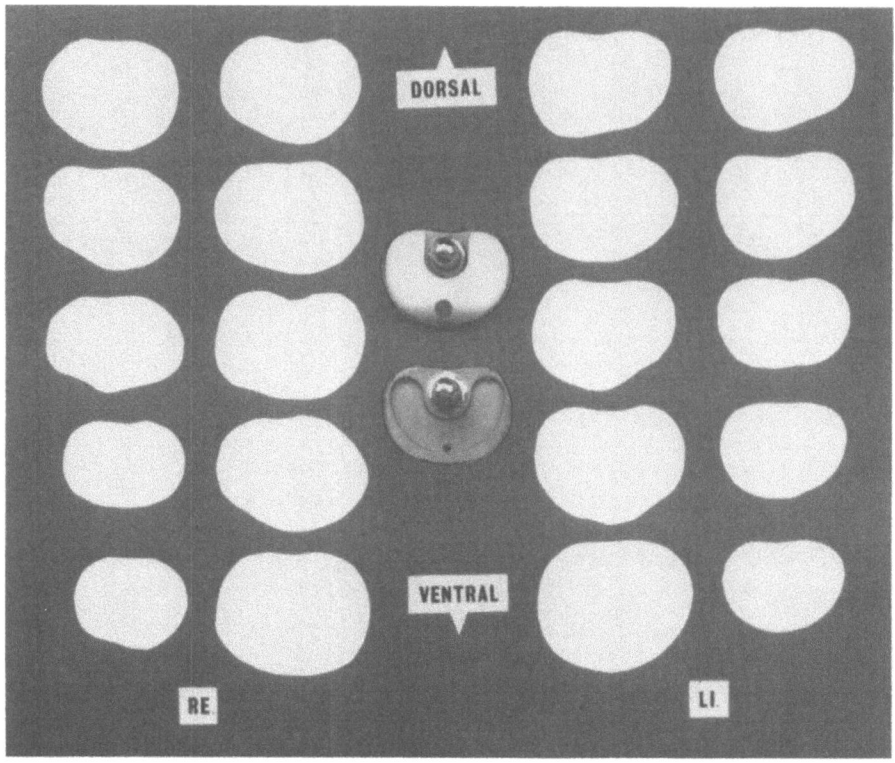

Abb. 18. Umrisse intraoperativ resezierter Tibiagelenkflächen. (*Bildmitte:* Auflagefläche der tibialen Komponente der Rotationsendoprothese)

immer wieder die großen individuellen Schwankungen anatomischer Formen innerhalb einer Untersuchungsserie auf. So bereiten z. B. unterschiedlich abgerundete oder nicht exakt geometrisch verlaufende Knochenkanten oder starke Unterschiede in der Stärke der Corticalis mit unterschiedlichen Weiten des Knochenrohrs immer wieder Schwierigkeiten bei der für eine Vermessung von Gelenkflächen oder Bestimmung von Gelenkachsen erforderlichen genauen Festlegung von Bezugspunkten. Auf diese Probleme stößt man sowohl bei der direkten Auswertung von anatomischen Präparaten als auch bei Untersuchungen von Röntgenbildern. Man wird immer auf Näherungswerte angewiesen sein. Vergleiche mit anderen morphologischen Studien sind wegen der Unterschiede in der Festlegung von Meßpunkten und auch der Bevölkerungszusammensetzung nur im begrenzten Maße möglich [58, 151, 206, 270].

3.7.3 Gelenkachsen

Bei einer endoprothetischen Versorgung müssen die physiologischen Gelenkachsen und ihre Lagebeziehung zueinander erhalten oder wiederhergestellt werden. Dies ist für die Beanspruchung des Verbundsystems wesentlich.

Nach Fick verläuft die sog. mechanische Femurachse durch die Mitte des Hüft-, Knie- und Sprunggelenkes und entspricht damit der anatomischen Achse der Tibia. Die anatomische Femurachse bildet mit der mechanischen Femurachse nach Fick und Steindler einen Winkel von 6° und nach Lang u. Wachsmuth einen Winkel von 5°. Die Kniegelenksebene verläuft nicht senkrecht zur mechanischen Femurachse, sondern medial mit einem Winkel von durchschnittlich 3–4° absinkend (Abb. 19) [63, 127, 222]. Die mechanische und anatomische Femurachse kreuzen sich oberhalb der Kniemitte im Condylenbereich. Dies ist für die Lokalisation der Valgisierung einer Knieendoprothese von Bedeutung.

Bei Scharnierendoprothesen muß neben der Lokalisation der Beugeachse innerhalb der Condylen auch ihr Abstand zu den anatomischen Ober- und Unterschenkelachsen berücksichtigt werden. Detaillierte Literaturangaben dazu liegen bisher nicht vor. Wir führten eigene Vermessungen an seitlichen Röntgenaufnahmen gesunder Kniegelenke in Streckstellung durch und verwendeten Angaben von Nietert. Nach seinen Aussagen läßt sich das Kniegelenk vereinfacht als einachsiges Gelenk mit einer Beugemöglichkeit um eine feste Achse, die sog. Kompromißachse, definieren. Kompromißachse insofern, als sie im Gegensatz zur Forderung nach einem wandernden Drehpunkt für die praktischen Erfordernisse bei der Konstruktion einer Kniegelenksendoprothese ausreicht. Ein wandernder Drehpunkt wäre zwar eine weitere Annäherung an physiologische Bedingungen, ist u. E. nach jedoch keine unabdingbare Forderung. Entsprechende Konstruktionen erscheinen uns bislang aufwendig und störanfällig. Allerdings ist eine physiologische Lagerung

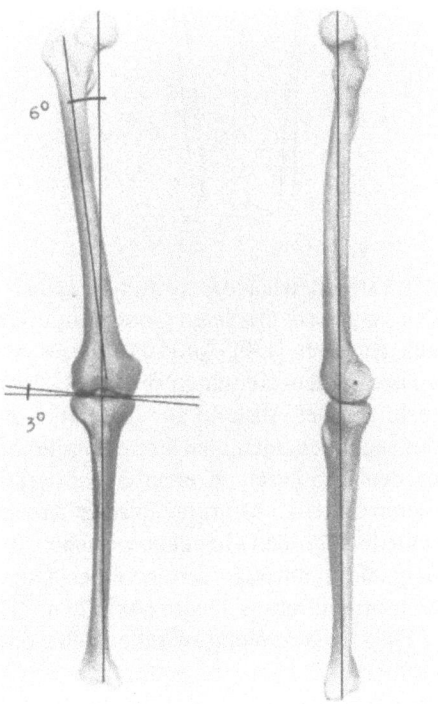

Abb. 19. Anatomische Gelenkachsen

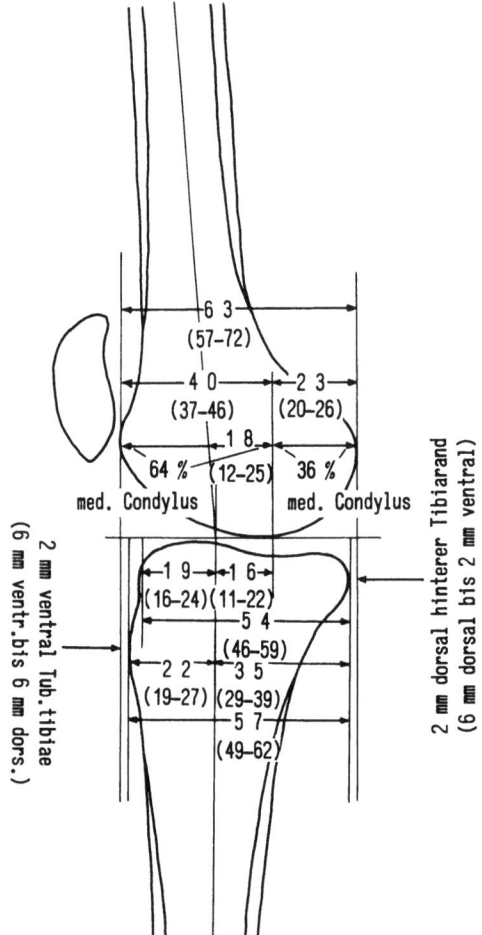

Abb. 20. Anatomische Maße in sagittaler Richtung und Relationen zwischen Beugeachse und Ober- u. Unterschenkelachse

der festen Beugeachse notwendig. Nach Nieterts Untersuchungen liegt sie bei 64% des sagittalen, medialen Condylendurchmessers, von seiner ventralen Begrenzung aus gemessen [170]. Aufgrund dieser Angabe läßt sich unter Verwendung unserer anatomischen Meßdaten für jede Gelenkgröße die Lage der Kompromißachse errechnen. Der Abstand zur hinteren Condylenbegrenzung entspricht folglich 36% des sagittalen, medialen Condylendurchmessers und sollte mit dem dorsalen Radius der Gleitkufen in einer Scharnierkonstruktion, dem sog. Kompromißradius, identisch sein. Aufgrund unserer Messungen schwankt dieser Radius bei unterschiedlich großen Gelenken zwischen 20 und 26 mm. Bei einem durchschnittlichen Sagittaldurchmesser des medialen Condylus von 63 mm beträgt der zugehörige Kompromißradius 23 mm (Abb. 20 u. 21).

Die Lagebeziehung zwischen den Condylen des Ober- und Unterschenkels in der sagittalen Ebene wird wesentlich von ihrer individuellen Form und Größe bestimmt. Unsere Untersuchungen ergaben, daß in sagittaler Richtung die Ober-

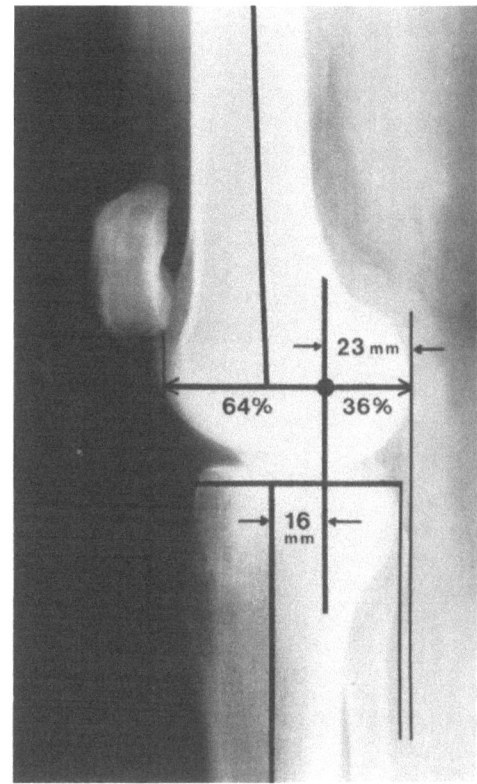

Abb. 21. Relationen zwischen Beugeachse (= Kompromißachse) und Ober-
u. Unterschenkelachse

schenkelcondylen den Tibiakopf ventral und dorsal um durchschnittlich 2 mm
überragen, wobei Schwankungen bis ± 6 mm möglich sind. Bedingt durch die Reklination des Tibiakopfes schneidet die anatomische Tibiaachse die Gelenkfläche
etwa am Übergang zwischen dem vorderen und mittleren Drittel. In Seitenansicht
kreuzt sie sich mit der anatomischen Femurachse etwa in Höhe der Gelenkebene
und bildet mit ihr je nach Stärke der Antekurvation des Femurs und der Über-
streckbarkeit im Gelenk einen nach ventral offenen Winkel. Die anatomischen
Achsen liegen stets ventral von der Beuge- bzw. sog. Kompromißachse innerhalb
der Condylen. Der Abstand der Kompromißachse zur anatomischen Tibiaachse
beträgt durchschnittlich 16 mm und zur Femurachse 18 mm (Abb. 21). Eine Abhängigkeit von unterschiedlichen Condylengrößen ließ sich nicht feststellen. Dies ist
sehr wahrscheinlich auf die großen individuellen Unterschiede in der Form der
trichterförmigen Erweiterung der gelenknahen Markräume des Ober- und Unterschenkels sowie der Antekurvation des Femurs und der Reklination der Tibia zurückzuführen.

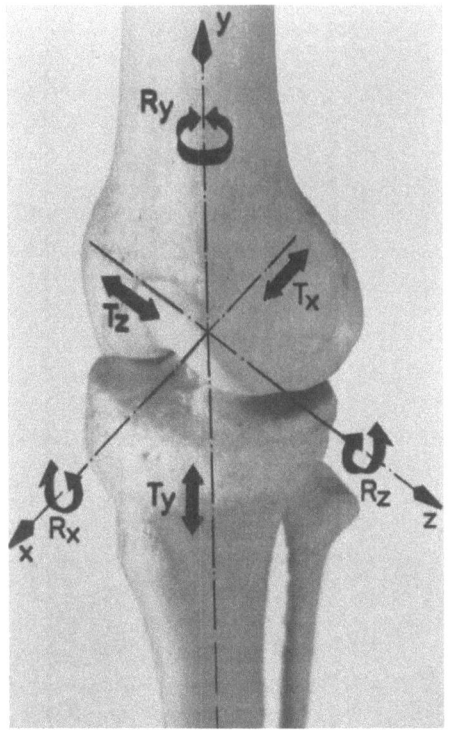

Abb. 22. Bewegungsmöglichkeiten im Koordinatensystem des Kniegelenkes

3.7.4 Gelenkbewegungen

Zur Beschreibung der im Kniegelenk möglichen Bewegungen und auftretenden Kräfte und Momente werden die einzelnen Achsen in einem dreidimensionalen Koordinatensystem üblicherweise mit X, Y und Z bezeichnet. Die X-Achse entspricht dabei der sagittalen, die Y-Achse der vertikalen und die Z-Achse der transversalen Richtung. Am Kniegelenk lassen sich fünf Freiheitsgrade unterscheiden, und zwar drei Formen der Rotation (R) und zwei Formen der Translation (T) (Abb. 22) [159, 162, 238].

Die einzelnen Freiheitsgrade entsprechen den folgenden Bewegungen im Gelenk:

Rotation um die Z-Achse:	Beugung und Streckung.
Rotation um die Y-Achse:	Drehung zwischen Ober- und Unterschenkel, sog. axiale Rotation.
Rotation um die X-Achse:	Seitliche Verkippung im Gelenk bei Ab- und Adduktion.
Translationen in Richtung der X-Achse:	Verschiebungen zwischen Tibia und Femur in sagittaler Richtung.
Translationen in Richtung der Z-Achse:	Verschiebungen zwischen Tibia und Femur in transversaler Richtung.

Das Ausmaß der Freiheitsgrade wird im natürlichen Gelenk durch den Kapsel-bandapparat, die Muskulatur und das Körpergewicht bestimmt. Unter Belastung kommt es durch zunehmende Kongruenz der elastischen Gelenkflächen und der Menisci zu erhöhter Gelenkstabilität mit gleichzeitiger Einschränkung der Bewegungsmöglichkeiten [98, 142, 143, 254].

Rotation um die Z-Achse (Streckung/Beugung)

Das Kniegelenk läßt sich im Regelfall um maximal 5° überstrecken und bis über 160° beugen [127, 258]. Abweichungen von diesen Werten beruhen auf Unterschieden in der individuellen Beschaffenheit des Bandapparates, der Muskulatur und des Weichteilmantels. Die Art des Bewegungsablaufs wurde bisher von den meisten Autoren durch die Krümmung der Condylenflächen in sagittaler Richtung erklärt. Ihr polyzentrischer Kurvenverlauf wird mit einer Spirale verglichen, deren Krümmungsmittelpunkte auf einer Evolute liegen. Bereits 1836 erkannten die Gebr. Weber, daß die Oberschenkelrolle auf der Tibia zugleich rollt und gleitet [63, 128, 155, 258]. Die Arbeiten von Strasser, Huson und besonders von Menschik haben wesentlich zum besseren Verständnis beigetragen. Danach läßt sich das Kniegelenk als ein überschlagenes Gelenkviereck erklären. Der Bewegungsablauf ist dementsprechend eine Folge der Lagebeziehungen, Abmessungen und Formen der knöchernen Strukturen und der Bänder. Die Oberschenkelcondylen werden als realisierte Koppelhüllkurven angesehen; die Momentandrehpunkte bewegen sich bei der Beugung und Streckung auf Polkurven (s. 3.7.2). Rollbewegungen sind immer mit einem Gleiten kombiniert. Das Verhältnis zwischen Roll- und Gleitbewegung hängt von der Beugung ab und beträgt in den ersten Beugegraden 1:2 und bei stärkerer Gelenkbeugung etwa 1:4 [99, 152, 224].

Mechanische Modelle lassen sich nur begrenzt auf biologische Systeme übertragen. So ist auch die Auffassung von Menschik nicht unwidersprochen geblieben [46, 170]. Besonders Nietert hat sich eingehend mit den bisherigen Meinungen auseinandergesetzt. Danach sind die Polkurven bei den einzelnen Personen so unterschiedlich, daß sie als verallgemeinerndes Konzept für ein Ersatzsystem des Kniegelenkes nur begrenzt anwendbar sind. Er konnte außerdem nachweisen, daß die kleinsten Bahnkurven in seitlicher Ansicht in einem umschriebenen Bereich von nur etwa 2–3 mm^2 im hinteren Anteil des medialen Condylus liegen und daß die größten Bahnkurven zunehmend einem Kreisbogen gleichen. Dies führte zu der besonders für endoprothetische Konstruktionen wichtigen Schlußfolgerung, daß das Kniegelenk als einachsiges Gelenk um die sog. Kompromißachse aufgefaßt werden kann. Er lokalisierte die Kompromißachse bei 64% des medialen, sagittalen Condylendurchmessers von seiner ventralen Begrenzung aus gemessen [170]. Untersuchungen von Walker haben diese Aussagen prinzipiell bestätigt. Nach seinen Angaben entspricht die Lage der Kompromißachse etwa der Momentanbeugeachse bei einer Gelenkbeugung von 45° [68, 75, 246, 248].

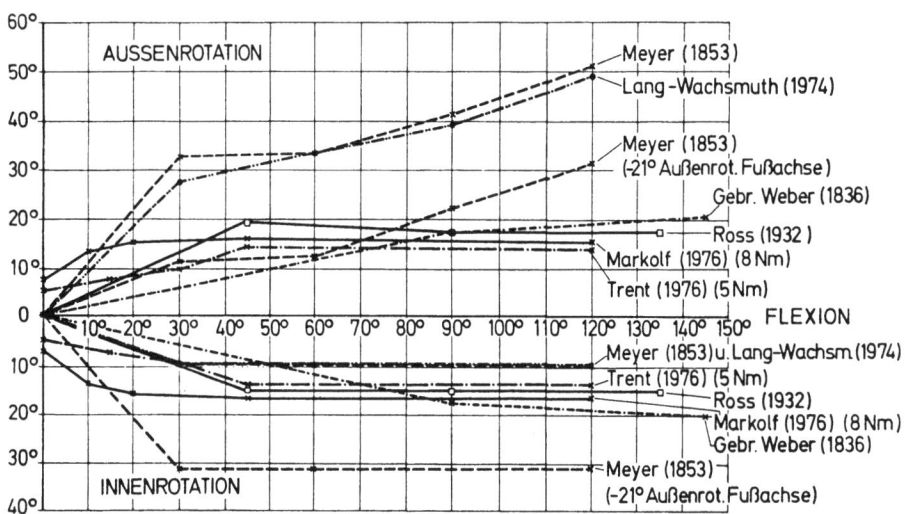

Abb. 23. Angaben über das passive Rotationsausmaß in Abhängigkeit von der Beugung im Kniegelenk

Rotation um die Y-Achse (Drehung zwischen Femur und Tibia um die Längsachse; axiale Rotation)

Die Verdrehung zwischen Ober- und Unterschenkel als zweite wichtige Bewegung im Kniegelenk wurde bereits im vorigen Jahrhundert beschrieben [63, 128, 155, 258]. Die Unterschenkelrotation ist in erster Linie ein Ausdruck der Elastizität und Laxität des Bandapparates. Bedingt durch die polyzentrische Form der Condylen mit sich nach dorsal verkleinernden Radien erschlafft der Seitenbandapparat bei zunehmender Beugung. Hieraus erklärt sich u. a. die mit der Beugung zunehmende Rotationsmöglichkeit [253].

Die meisten Untersuchungen beschreiben die passive Rotationsmöglichkeit am unbelasteten Gelenk. In Abb. 23 sind die hierzu von verschiedenen Autoren angegebenen Ausmaße graphisch gegenübergestellt. Alle Untersucher registrieren die stärkste Zunahme der Rotation bei einer Beugung zwischen 0 und 30°. Die von Meyer und Lang u. Wachsmuth angegebenen Unterschiede in der Innen- und Außenrotation wurden von den übrigen Autoren nicht bestätigt [127, 141, 155, 201, 236, 258]. Die Untersuchungsergebnisse lassen sich allerdings nur bedingt vergleichen, da die Bezugsachsen bei den Messungen unterschiedlich festgelegt wurden und oft Angaben über die aufgebrachten Rotationsmomente vollständig fehlen. Weitgehend identisch sind die Untersuchungen von Trent und Markolf. Beide Autoren führten die Untersuchungen mit Rotationsmomenten von 5 bzw. 8 Nm durch und blieben dabei unter der maximalen Belastungsgrenze des Kapselbandapparates [254]. Durch seine Elastizität sind auch in voller Streckstellung bereits geringe Rotationen nach beiden Seiten möglich. Unterschiede in der Innen- und Außenrotation wurden nicht angegeben. Das Maximum wird mit Werten um ± 15° bei einer Beugung von 30–40° erreicht. Bei Rotationsmomenten von 10 Nm wurden Aus-

42

schläge bis über 20° gemessen. Axiale Belastungen führen zu einer meßbaren Verringerung der Rotation [143].

Die Lage der Rotationsachse auf der Tibiagelenkfläche ist individuell verschieden und verändert sich mit der Beugung. Die häufigste Lokalisation ist der hintere Bereich des Sagittaldurchmessers der Eminentia intercondylica und die medial davon gelegene Tibiagelenkfläche [236, 253].

Die sog. Schlußrotation

Unabhängig von der Verdrehmöglichkeit durch äußere Rotationsmomente läuft beim Beugen und Strecken zwischen Tibia und Femur eine von der Form der Gelenkflächen und vom Verlauf der Kniebänder abhängige Rotation ab. Der Unterschenkel führt eine bei Beugung zunehmende Innendrehung und bei Streckung eine entsprechende Außendrehung durch [107, 153, 214]. Die Innendrehung ist bei den ersten 10–20° Beugung am stärksten und nimmt dann nur noch gering zu. Die Schlußphase der Außenrotation des Unterschenkels während der Streckung wird als sog. Schlußrotation bezeichnet. Braune u. Fischer untersuchten sie 1891 erstmals mit fotografischen Methoden (Abb. 24). Das Ausmaß der Schlußrotation wird unterschiedlich mit 2–15° angegeben [21, 63, 65, 90, 127, 141, 153, 236).

Rotation um die X-Achse (Abduktion/Adduktion)

Die Elastizität des Kapselbandapparates und des Knorpels und eine mit der Beugung zunehmende Laxität lassen auch geringe Bewegungen im Sinne einer Ab- und Adduktion zu. Untersuchungen von Markolf an unbelasteten Gelenken mit definierten Drehmomenten ergaben mit zunehmender Beugung seitliche Verkippungen zwischen 2° und 8°. Belastungen und Muskelkraft können diese Werte um über die Hälfte verringern [82, 141, 142, 143]. Bei einer Belastung des Unterschenkels mit

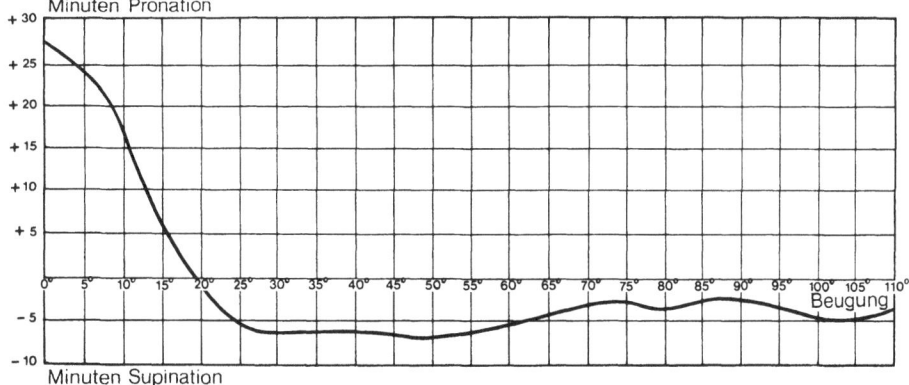

Abb. 24. Passive US-Rotation bei Beugung (sog. Schlußrotation) nach Braune u. Fischer (Fischer, O. (1907) Kinematik organischer Gelenke)

9 kg bei 20° Beugung konnte Jacobsen an lebenden Personen eine Aufklappbarkeit des medialen Gelenkspaltes von 5–12 mm und des lateralen Gelenkspaltes von 9–16 mm messen [108].

Translation in Richtung der X- und Z-Achse (Bewegungen zwischen Tibia und Femur in sagittaler und transversaler Richtung)

Verschiebungen der Gelenkflächen gegeneinander sind sowohl in sagittaler als auch in transversaler Richtung möglich. Hierzu ebenfalls von Markolf durchgeführte Untersuchungen an belasteten und unbelasteten Gelenken ergaben, daß die größten Verschiebungen in sagittaler Richtung bei einer Beugung von 20° auftreten und bei Einleitung einer Kraft von 200 N mehr als 6 mm betragen können. In der transversalen Ebene traten Verschiebungen bis zu 4 mm auf. Durch Belastung des Gelenkes wurden die translatorischen Bewegungen in transversaler Richtung deutlicher eingeschränkt als in sagittaler Richtung. Bei ventralem Schub bedingt das vordere Kreuzband gleichzeitig eine Innen- und bei dorsalem Schub das hintere Kreuzband eine Außenrotation der Tibia [73, 108, 141, 142, 143, 234].

Bewegungen bei normalem Gang

Passive Untersuchungen an Leichenknien und lebenden Personen lassen nur begrenzte Rückschlüsse auf die unter natürlichen Bedingungen ablaufenden Bewegungen zu. Für endoprothetische Entwicklungen sind die Bewegungen, die während des Gehens in der Belastungsphase auftreten, von besonderem Interesse. Bereits 1900 hat Fischer mit Hilfe der Momentfotografie sehr eingehende und exakte Untersuchungen durchgeführt. Durch die mit elektronischen Meßtechniken durchgeführte Ganganalyse haben sich die Aussagemöglichkeiten in den letzten Jahren wesentlich verbessert.

Während eines Gangzyklus wird in der Schwungbeinphase das Kniegelenk bis zwischen 60 und 70° gebeugt. In der Standbeinphase treten Beugungen zwischen 15 und 20° auf. Zur vollen Streckung kommt es meistens nicht; die maxima werden kurz vor dem Aufsetzen der Ferse und kurz vor dem Abheben der Zehen erreicht [64, 119, 129, 131, 167, 235, 259]. Die Ausschläge in der Ab- und Adduktion können 8–11° betragen. Bedingt durch die variisierenden Kräfte in der Belastungsphase treten Verkippungen vorwiegend in Adduktionsrichtung auf [38].

Die Gesamtrotation des Unterschenkels ist gegenüber dem Oberschenkel individuell sehr unterschiedlich und wird während eines Gangzyklus' mit 4–13° angegeben. Etwa die Hälfte der gesamten Rotation fällt beim normalen Gehen in die Standbeinphase. Sie beginnt normalerweise mit einer Innendrehung und geht am Ende der Phase in eine Außendrehung über [117, 119, 131]. In anderen Gangsituationen, wie beim Treppensteigen oder Gehen in unebenem Gelände, muß mit größeren Ausschlägen und anderen Bewegungsmustern gerechnet werden. Dies gilt auch für die übrigen Gelenkbewegungen [64, 179].

Untersuchungen über das Ausmaß der Translationen im Gelenk während des Gehens liegen bisher nicht vor. Man darf aufgrund der Untersuchungen von Markolf annehmen, daß durch die Stabilisierung des Gelenkes unter Belastung die Werte ebenfalls niedriger liegen dürften als am unbelasteten Gelenk [143].

3.7.5 Gelenkbelastungen

Die Zahl der Untersuchungen über die am Kniegelenk auftretenden Belastungen haben mit der Ausweitung der Endoprothetik seit Ende der 60er Jahre deutlich zugenommen. Verbesserte Meßtechniken führten zu immer exakteren Ganganalysen. Aussagen über die auftretenden Kräfte unter natürlichen Bedingungen wurden möglich. Eine der ersten grundlegenden Arbeiten stammt von Morrison aus dem Jahre 1968 [159].

Bereits beim normalen Gehen treten am Kniegelenk Kräfte und Momente auf, die z. T. weit über dem Körpergewicht liegen und sich in anderen Gangsituationen noch weiter steigern können.

Die für Prothesenkonstruktionen besonders zu beachtende Biegebeanspruchung erfährt das Femur vorwiegend in der Frontal- und die Tibia in der Sagittalebene. Sie tritt am Femur in der Frontalebene mehr im proximalen Bereich auf und nimmt nach distal hin kontinuierlich ab. In der Sagittalebene wird das Femur stärker im mittleren und distalen Drittel und die Tibia besonders im proximalen Drittel auf Biegung beansprucht. Im Kniegelenk erfolgt die Lastübertragung vorwiegend in axialer Richtung [83, 122, 182].

Axiale Belastungen (Y-Achse)

Die axiale Belastung ist die Kraft, mit der die tibiofemoralen Gelenkflächen aufeinandergepreßt werden. Sie beträgt beim normalen Gehen etwa das 2–3fache des Körpergewichtes und kann sich in unterschiedlichen Gangarten, wie beim Laufen und Springen, auf das 4–6fache steigern [81, 140, 159, 160, 179, 180, 185, 216]. Ebenso kommt es in Situationen, die mit Kniebeugungen verbunden sind, wie z. B. beim Treppensteigen, zu einem Ansteigen dieser Gelenkkraft. Die höchsten Belastungen treten bei Beugungen zwischen 30° und 60° auf und können dann das 3–4fache des Körpergewichts betragen [80, 160, 216].

Das Belastungszentrum wird von den meisten Autoren in den medialen Bereich des Kniegelenkes projiziert. Es pendelt während des Gehens um die Kniemitte nach innen und außen und kann sich in der Standbeinphase bis ca. 2 cm in den medialen und in der Schwungbeinphase bis ca. 2 cm in den lateralen Gelenkabschnitt verschieben [38, 92, 160].

Flächenpressungen im Tibiofemoralgelenk

Im Kniegelenk werden die hohen axialen Belastungen über eine große Fläche übertragen. Mit steigender Last vergrößert sich unter Einbeziehung der Menisci die Gesamtfläche, über die zwischen 40 und 60% der Kraft übertragen werden. In unterschiedlichen Belastungssituationen entstehen bei Gesamtflächen zwischen 600 mm² und 2000 mm² Flächenpressungen zwischen 2 und mehr als 5 N/mm² [118, 124, 139, 215, 216, 247, 250].

Belastungen und Flächenpressungen im Femoropatellargelenk

Beim normalen Gang sind die im Femoropatellargelenk auftretenden Kräfte verhältnismäßig gering und schwanken in etwa zwischen dem halben und einfachen Körpergewicht. Mit zunehmendem Beugewinkel kommt es zu Belastungen, die das 3–5fache Körpergewicht übersteigen. So können z.B. nach Untersuchungen von Smidt bei 90° Beugung (Treppensteigen, Kniebeugen) Werte über 3 400 N auftreten. Die Größe der Kontaktfläche kann bis 500 mm^2 betragen, die Flächenpressung steigt dann auf über 12 N/mm^2 an [1, 10, 138, 146, 181, 193, 216].

Momente um die X-Achse (Abduktion/Adduktion)

In der Belastungsphase treten am Kniegelenk Biegemomente um die Sagittalachse ausschließlich in Varusrichtung auf. Debrunner spricht in diesem Zusammenhang von einem sog. „funktionellen Genu varum". Die auftretenden Momente können beim normalen Gehen zwischen 30 und 50 Nm betragen [4, 38, 81, 159, 160].

Momente um die Z-Achse (Beugung/Streckung)

Die Momente, die beim Beugen und Strecken zustande kommen, liegen in Größenordnungen zwischen 30 und 50 Nm und betragen beim Bergabgehen mehr als 140 Nm. Der Momentenarm der Extensoren am Kniegelenk ist größer als der der Flexoren. Zur Aufrechterhaltung des Gleichgewichts im Kniegelenk sind Muskelkräfte zwischen dem halben und 4fachen Körpergewicht erforderlich [81, 115, 160, 185, 216, 245].

Momente um die Y-Achse (Axiale Rotation)

Die Momente um die vertikale Achse sind nach innen und außen gerichtet. In der Standbeinphase können in Abhängigkeit von der Gangsituation Außendrehmomente bis 33 Nm auftreten [4, 159, 177, 178, 181].

Schubkräfte in der X- und Z-Achse (Sagittale und transversale Richtung)

Unter Belastung treten im Gelenk auch Schubkräfte in sagittaler und transversaler Richtung auf. Diese Kräfte werden in erster Linie von den Kapselbandstrukturen, und zwar in sagittaler Richtung von den Kreuzbändern und in transversaler Richtung von den Seitenbändern und der Eminentia intercondylica aufgenommen. Eine zusätzliche Rolle bei der Absorption dieser Kräfte spielt der Stabilisierungseffekt der Muskulatur und der unter Last komprimierbaren Gelenkflächen. Die sagittalen Schubkräfte sind größer und können das 0,38- bis 1,84fache des Körpergewichtes betragen. In transversaler Richtung liegen diese Werte zwischen dem 0,26- bis 0,89fachen des Körpergewichtes [160].

Unter Belastung in Beugung und Streckung auftretende Schubkräfte in sagittaler Richtung versuchen die Tibia gegenüber dem Femur nach ventral oder dorsal zu verschieben. Bei Streckung gegen Widerstand kommen bei 15° Beugeposition vordere Schubkräfte von mehr als 300 N zustande, während bei der Beugung die hinteren Schubkräfte auf Werte bis über 1 500 N ansteigen [216].

4. Werkstoffeigenschaften des Verbundsystems

Bisher erfüllen in der Gelenkersatzchirurgie keine anderen Materialkombinationen und Befestigungsmethoden die notwendigen Anforderungen in gleicher Weise wie die des „low-friction" Prinzips von Charnley. Hervorragende Eigenschaften sind u.a. die gute Bioverträglichkeit der verwendeten Werkstoffe, ihr günstiges Gleit-Reibverhalten, die hohe Festigkeit der kraftübertragenden Teile aus Metall, die Möglichkeit, auch schwierige Prothesenformen technisch fertigen zu können und die Herstellung eines sofort festen Verbundsystems mit Hilfe des Knochenzementes.

Für die Entwicklung und Testung der Endoprothesen ist die Kenntnis der wichtigsten physikalischen Eigenschaften der verwendeten Materialien und des Knochens Voraussetzung. Im Verbundsystem fallen den einzelnen Werkstoffen spezifische Funktionen zu, so daß unterschiedliche Kenndaten von Bedeutung sind (Tabelle 6).

Metalle

Die verwendeten Metalle üben in erster Linie tragende und Gleitpartnerfunktionen aus. Neben nichtrostenden Stahllegierungen (stainless steel) werden heute in der Endoprothetik vorwiegend Kobalt-Nickel-Chrom-Schmiedelegierungen und Ko-

Tabelle 6. Werkstoffkenndaten

Werkstoff	Elastizitäts-modul N/mm^2	Zugfestig-keit N/mm^2	Biegewechsel-festigkeit N/mm^2	zulässige Flächenpressung	
				statisch N/mm^2	dynamisch N/mm^2
Cr Co Mo-Gußlegierung	200 000 bis 220 000	1 000	400	–	–
UHMWPE	400	15	10	20 (gekammert)	20
Refobacin-Palacos	3 000 bis 4 000	30 bis 40	–	60 bis 80	30 bis 40
Knochen-Kompakta	6 000 bis 22 000	80 bis 120	–	100 bis 170	–
Spongiosa	70 bis 90	3 bis 4	–	3	–

balt-Chrom-Molybdän-Gußlegierungen eingesetzt. Wichtigste Kenndaten, aus denen sich ihre Eignung für endoprothetische Zwecke ablesen lassen, sind der Elastizitätsmodul und die Zug- und Dauerbiegewechselfestigkeit. Die Gußlegierungen waren ursprünglich aufgrund vergleichsweise niedrigerer Festigkeitswerte stärker bruchgefährdet. Dieser Nachteil wurde in den letzten Jahren verringert [163]. Vorteile der Kobalt-Chrom-Molybdän-Gußlegierungen sind die gute Korrosionsbeständigkeit im biologischen Milieu, die hohe Materialhärte und Festigkeit sowie die Möglichkeit, auch schwierige Prothesenformen gießen zu können. Aufgrund ihres hohen Elastizitätsmoduls ist ihr Verformungsverhalten jedoch für endoprothetische Zwecke als ungünstig anzusehen. Titanlegierungen haben einen um die Hälfte niedrigeren Elastizitätsmodul und sind diesbezüglich, wenn auch in begrenztem Umfang, als günstiger anzusehen. Da sie sich aber gußtechnisch nicht verarbeiten lassen und außerdem schlechte Gleitreibeigenschaften gegenüber dem Polyäthylen aufweisen, sind die derzeitigen Einsatzmöglichkeiten vorwiegend auf den hüftendoprothetischen Bereich in Kombination mit Keramikköpfen als Gleitpartner beschränkt [208, 260].

Hochmolekulares Niederdruckpolyäthylen (UHMWPE)

Aufgrund seiner physikalischen Eigenschaften kommt dem Polyäthylen nur begrenzt und unter bestimmten konstruktiven Bedingungen tragende Funktion zu [93]. Es dient aufgrund seiner hervorragenden Gleitreibeigenschaft vorwiegend als Gleitpartner gegenüber sehr harten Metall-Legierungen und Keramiken [25, 31, 261]. Unter normalen Bedingungen kommt ein Materialabrieb nur auf der Polyäthylenseite zustande. Bei regelrechter Implantation von Hüft- und Kniegelenksendoprothesen ist das Abriebvolumen so gering, daß Fehlschläge infolge toxischer Gewebsreaktionen auch nach mehr als 15 Jahren als unwahrscheinlich anzusehen sind [25, 200].

Knochenzement (Polymethylmethacrylat-PMMA)

Der Knochenzement aus Polymethylmethacrylat dient zur Herstellung eines sofort festen mechanischen Verbundes zwischen Implantat und Knochen. Durch die Ausbildung einer großen, tragenden Kontaktfläche kommt dem Zement bei der Kraftübertragung von der Prothese auf den Knochen die wichtige Funktion der Lastverteilung zu. Seine viskoelastischen Eigenschaften ermöglichen den Abbau örtlicher Pressungsspitzen. Oh vergleicht dieses Verhalten mit der Funktion eines Kissens [54, 174].

Eine weitere wichtige Aufgabe erfüllt der Zement durch seine Fähigkeit, über lange Zeit als Depot für antibiotische Substanzen zu dienen. Dies hat nicht nur neue Wege in der Prophylaxe, sondern auch in der Behandlung infizierter Endoprothesen ermöglicht [24, 27].

Allgemein wird der Zement jedoch als Schwachstelle im Verbundsystem angesehen. Im Vordergrund der Kritik steht dabei heute weniger die entstehende Polymerisationswärme während des Einzementierens, sondern in erster Linie die Zelltoxität des Restmonomers sowie die für den mechanischen Verbund relativ schlechten physikalischen Eigenschaften. So liegt z. B. der Elastizitätsmodul im Vergleich zu den Metallen 50mal niedriger, was einer etwa 50mal stärkeren Verformbarkeit gleichkommt. Die Festigkeitswerte sind klein und somit ungünstig [14, 45, 61, 109, 134, 135, 158, 173, 192, 203, 239, 255].

Durch Untermischen von anderen Werkstoffen, wie z. B. Kohlefasern und Apatit oder Glaskeramik werden z. Zt. Versuche unternommen, die physikalischen Eigenschaften zu verbessern [96, 157]. Neben vielen anderen dabei auftretenden Problemen wird man bei allen neuen Zementsorten vor allen Dingen die Möglichkeit der Antibiotikazumischung und der operativ-technischen Entfernbarkeit bei auch zukünftig nicht auszuschließenden Wechseloperationen bedenken müssen. Die Nachteile der verfügbaren Knochenzemente können jedoch teilweise kompensiert werden: Durch breite und gut gerundete Flächen kritischer Abschnitte der Endprothese können hohe, den Zement gefährdende Pressungen vermieden werden. Eine größere Sorgfalt in der operativen Technik nach dem Vorschlag von Ling sorgt für eine bessere Verzahnung in der Knochen-Zement-Grenzschicht [54, 135, 174]. Aufgrund unserer bisherigen Erfahrungen wäre eine Optimierung der physikalischen Zementeigenschaften in folgender Weise anzustreben: Anhebung des Elastizitätsmoduls um etwa das Doppelte auf rund 7000 N/mm^2 – etwa in den unteren Bereich des Elastizitätsmoduls der Corticalis – und eine Anhebung der Druckschwellfestigkeit [225].

Knochen

Die Beschreibung der mechanischen Eigenschaften des Knochens ist aus verschiedenen Gründen schwierig. Im Gegensatz zu den anderen Werkstoffen ist er heterogen und anisotrop aufgebaut. Seine Struktur paßt sich nach dem Wolffschen Gesetz der funktionellen Belastung an und unterliegt einem laufenden Wandel. Alterungs- und Krankheitsprozesse können starke Veränderungen bedingen [268]. Die physikalischen Eigenschaften differieren nicht nur zwischen einzelnen Individuen, sondern auch in verschiedenen Knochenabschnitten erheblich. Ihre Bestimmung ist labortechnisch nicht einfach [207]. Angaben über die Festigkeitswerte und das elastische Verhalten des Knochens sind deshalb nur in bestimmten Bereichen möglich.

Der corticale Knochen ist entsprechend seiner Aufgabe vorwiegend auf Druckbelastungen hin aufgebaut. Aus diesem Grunde liegen die kritischen Druckbelastungen mit 120–170 N/mm^2 deutlich über den Zugbelastungen mit 90–125 N/mm^2. Das Verhältnis zwischen Druck- und Zugfestigkeit beträgt etwa 1,4 [122, 271]. Das anisotrope Verhalten des Knochens wird auch dadurch verdeutlicht, daß Unterschiede der Festigkeitswerte nicht nur zwischen einzelnen Abschnitten eines Röhrenknochens, sondern auch in den verschiedenen Belastungsrichtungen bestehen. So beträgt z. B. die Druckfestigkeit des corticalen Knochens in transversaler Richtung nur etwa ⅓ der Werte in der Längsrichtung [271]. Der Durchschnittswert für die Oberschenkelcorticalis liegt um 18000 N/mm^2 und schwankt zwischen 600 und 25000 N/mm^2.

Die Festigkeitswerte der Spongiosa liegen deutlich niedriger. Dies ist möglich, da im spongiösen, meist gelenknahen Knochen die Beanspruchung durch Volumenvergrößerung verringert wird. Auch die Belastbarkeit der Spongiosa ist durch unterschiedliche Dichte in ihrem Aufbau erheblichen Schwankungen unterworfen [43, 199]. Die Druckfestigkeit liegt zwischen 1,9 N/mm² und 6 N/mm² und die Zugfestigkeit zwischen 3,2 N/mm² und 3,8 N/mm². Der E-Modul beträgt 70 N/mm² bis 90 N/mm² [39, 41, 60, 121, 154, 225, 271].

Die hier nur kurz skizzierte Problematik veranschaulicht, welche Schwierigkeiten bestehen, sich mit einer endoprothetischen Konstruktion dem hochdifferenzierten Aufbau eines Knochens anzupassen. Die Aufgabe besteht darin, den natürlichen Kraftfluß im Knochen durch die endoprothetische Konstruktion so wenig wie möglich zu verändern und gleichzeitig mit den Belastungen an der Implantatgrenze seine maximalen Festigkeitswerte nicht zu überschreiten. In den viskoelastischen Eigenschaften des Knochens dürften wesentliche Ursachen für die Erfolge mit den heutigen Möglichkeiten der Gelenkersatzchirurgie zu suchen sein.

5. Aufgabenstellung

Unser Entschluß, eine Weiterentwicklung der Totalendoprothese und nicht der Schlittenendoprothese durchzuführen, ist durch zwei Faktoren maßgeblich beeinflußt worden. Einmal durch die offene Frage des langfristigen Verhaltens des Kapselbandapparates nach endoprothetischen Operationen und zum anderen durch das ungünstige Verformungsverhalten der für endoprothetische Zwecke z. Zt. verfügbaren Werkstoffe.

Es gibt bislang keine verläßlichen Kriterien, die im Einzelfall eine sichere Einschätzung des langfristigen Verhaltens der Bänder bei der Gelenkstabilisierung nach alloplastischen Eingriffen erlauben. Dies trifft besonders für alte und rheumatische Patienten und oft auch posttraumatische Fälle zu, eine Gruppe, bei der außerdem die Stabilisierungsmöglichkeit über die muskuläre Seite meist begrenzt ist. Der langfristige klinische Erfolg ist bei allen Oberflächenendoprothesen direkt vom Zustand des Kapselbandapparates und der Muskulatur abhängig. In den letzten Jahren wird bei der Entwicklung solcher Modelle zunehmend versucht, Defekte in der Gelenkstabilität durch einen vermehrten Formschluß der Kontaktflächen zu kompensieren [166]. Ein Stabilisierungseffekt, wie er im natürlichen, gesunden Gelenk unter Belastung durch die elastischen Knorpelflächen und die Menisci zustande kommt, läßt sich aber auch mit Endoprothesen, die der Anatomie weitgehend nachgebildet sind, mit den derzeitigen Werkstoffen nicht erreichen. Darüber hinaus bedingen sie Zwangsführungen, da sie dem Bandapparat nicht individuell angepaßt sein können. Dies führt zu erhöhten Belastungen des Kapselbandapparates, des Implantatmaterials und der Verankerung, so daß langfristig vermehrt Fehlschläge durch Materialversagen, mechanische Lockerungen und verbleibende oder progrediente Bandinsuffizienzen besonders dann zu befürchten sind, wenn die Indikation zu weit ausgedehnt wird. Wir können aufgrund unserer Nachuntersuchungen eindeutig aussagen, daß ein gewisses Maß an Bandinstabilität und Fehlstellung den Einsatz der Oberflächenendoprothesen limitiert. Nur bei einem ausreichend intakten Bandapparat und nicht zu großen Achsabweichungen bevorzugen wir weiterhin unsere Schlittenendoprothese, die aufgrund eines prinzipiell fehlenden Formschlusses der Komponenten die Freiheitsgrade nicht einschränkt. Somit erschien es uns unnötig, vom Prinzip der Art unserer Oberflächenendoprothese abzuweichen, vielmehr mußte die Indikation überdacht werden.

Wenn es fraglich ist, daß der Kapselbandapparat langfristig seine Funktion zufriedenstellend ausüben wird, muß die Stabilität im Gelenk durch das Konstruktionsprinzip gewährleistet sein. Bei Verwendung eines solchen Prothesentyps erschien es uns trotz befriedigender Ergebnisse mit dem bisherigen Scharniermodell notwendig, nach neuen konstruktiven Möglichkeiten zu suchen, um die Beanspruchung der Krafteinleitungsstellen angesichts der ungenügenden Dämpfungseigenschaften der Werkstoffe zu reduzieren. Dies scheint für ein langfristiges reaktionsarmes Verhalten des Knochens wesentlich zu sein [40, 55, 56].

Die derzeitigen Möglichkeiten, die Störung im physiologischen Kraftfluß nach endoprothetischem Ersatz zu verringern, sehen wir vor allem in der weiteren Anpassung der Konstruktion an die natürlichen Gelenkbewegungen. Bereits eine verbesserte Lage der Beugeachse innerhalb der Condylen führt nach Berechnungen von Röhrle u. a. zu einer natürlicheren Beanspruchung des Femurs in Längsrichtung [195, 196]. Die Verwirklichung eines weiteren Freiheitsgrades in der Konstruktion, die Rotationsmöglichkeit um die Unterschenkelachse, schützt vor einer unphysiologischen Überbeanspruchung des Verbundsystems Knochen-Zement-Prothese unter dem Einfluß der physiologischen Momente um die Y-Achse. Eine fehlende, oder eine der Physiologie ungenügend angepaßte axiale Rotation bedingt erhöhte Torsionsbeanspruchungen, gefährdet die Grenzschicht und den Knochen und bedingt so eine erhöhte Lockerungs- und Frakturgefahr. Dies gilt besonders dann, wenn der Kupplungseffekt der Hüfte als Kugelgelenk, z. B. aufgrund einer Versteifung oder Arthrose ausfällt. Anzustreben ist deshalb eine axiale Rotation, die den Bedingungen im natürlichen Gelenk soweit wie möglich entspricht. Neben einer wirkungsvollen Verminderung der Beanspruchung darf auch eine bessere Anpassung der Gelenkfunktion an unterschiedliche Gangsituationen erwartet werden.

Bewährte Bauprinzipien wurden nicht verändert. Es war unabdingbar, das „lowfriction" Prinzip beizubehalten. Wie zuvor, war als Werkstoff für die Trag- und Befestigungsglieder eine Kobalt-Chrom-Molybdän-Legierung (Endocast), als Gleitpartner ein ultra-hochmolekulares Niederdruckpolyäthylen (UHMWPE, Supralen RCH 1000) und zur Befestigung im umgebenden Knochen ein antibiotikahaltiger Zement, ein Polymethylmethacrylat (Refobacin-Palacos®) vorgesehen.

In der Neukonstruktion waren also folgende Ziele zu verfolgen:

Als 2. Freiheitsgrad sollte die Rotation um die Unterschenkelachse (Y-Achse) den physiologischen Verhältnissen soweit wie möglich entsprechen.

Es galt, die Lokalisation der Beugeachse innerhalb der Condylen und ihre Lagebeziehung zu den Prothesenstielen und auch zu den anatomischen Beinachsen an die natürlichen Gelenkverhältnisse anzugleichen.

In der Einbausituation durfte die Konstruktion die Belastungsbedingungen des erhaltenen Femoropatellargelenkes nicht unphysiologisch verändern.

Die Konstruktion mußte aufgrund ihrer Form und Art der Verankerung eine einfache und standardisierte Ein- und Ausbautechnik ermöglichen.

Die erforderliche Knochenresektion war zu verringern, um die Revisions- und Rückzugsmöglichkeiten zu verbessern.

Der Mannigfaltigkeit der anatomischen Bedingungen sollte durch eine begrenzte Zahl bestimmter Modellgrößen Rechnung getragen werden.

Entsprechende Sägelehren sollten beim Einbau die Erhaltung oder Wiederherstellung physiologischer Gelenkachsen garantieren. Angestrebt wurde letztlich eine anatomiegerecht gestaltete, mechanisch einfache, leicht montierbare und stabile Konstruktion kleinen Einbauvolumens mit 2 Freiheitsgraden.

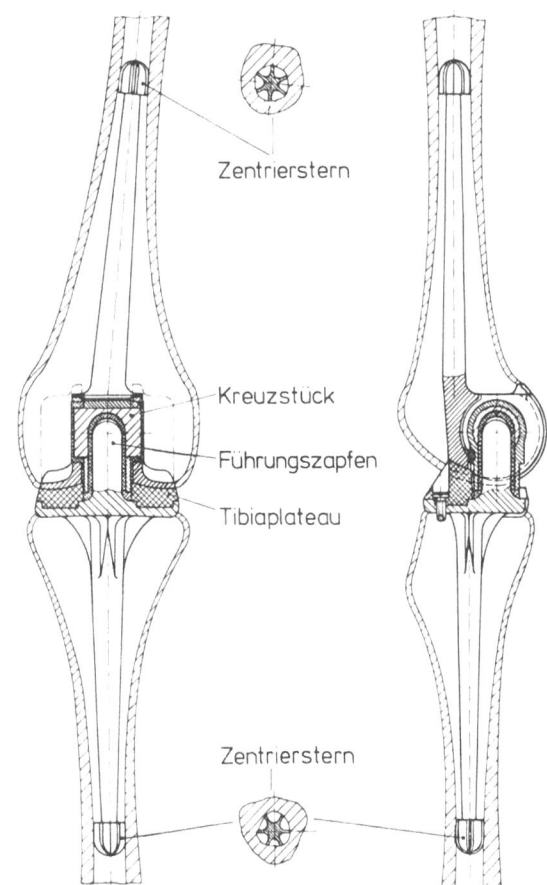

Zentrierstern

Kreuzstück

Führungszapfen

Tibiaplateau

Zentrierstern

Abb. 26. Schematische Darstellung der Rotationsendoprothese in der Einbausituation

Adduktion) sowie die translatorischen Bewegungen in der Gelenkebene in sagittaler und transversaler Richtung fehlen. Die aus entsprechenden Kräften und Momenten resultierenden Beanspruchungen werden vom Kreuzgelenk und den seitlichen Gleitkufen der femoralen Komponente aufgenommen, d.h. sie übernehmen die stabilisierende Funktion des Kreuz- und Seitenbandapparates, der elastischen Knorpelflächen und der Menisci.

In den folgenden Kapiteln werden die Konstruktionsmerkmale und ihre jeweilige Bedeutung für die Annäherung an die Funktion des natürlichen Gelenkes beschrieben. Alle angegebenen Abmessungen beziehen sich auf ein mittelgroßes Modell.

6.2.1 Kreuzgelenk

Das Kreuzgelenk setzt sich aus dem femoralen Kreuzstück und dem tibialen Führungsbolzen zusammen. Es ist fest im Mittelteil der femoralen Komponente mon-

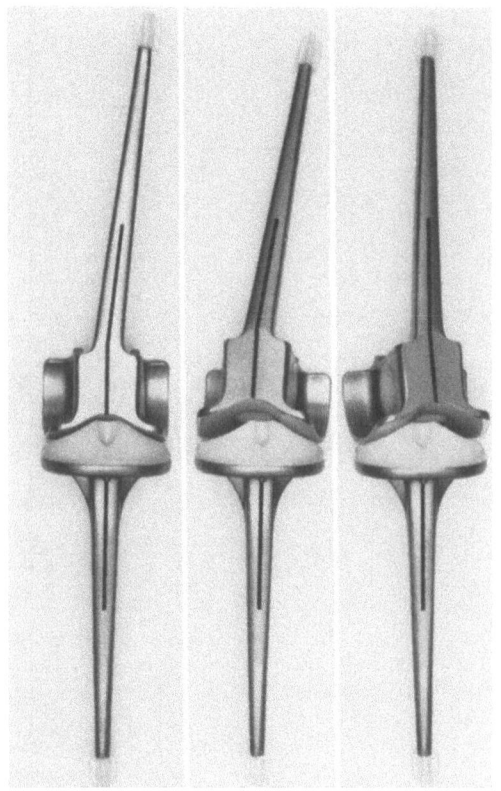

Abb. 27. Rotationsendoprothese in Vorderansicht: (v. li. n. re.) Streckstellung, Innen- u. Außenrotation

tiert (Abb. 26). Aus fertigungstechnischen Gründen besteht es aus zwei metallenen Teilen. Bei der werksseitigen Montage wird der Querarm in eine transversale Bohrung des Längsarmes eingesetzt und mit dem Längsarm mit einer Schraube verbunden. Der Querarm läuft in zwei Lagerschalen aus UHMWPE, die seine beiden Seitenflächen gegen Zementkontakt schützen, welche die quere Bohrung im Mittelteil und die Innenflächen der Seitenwände des Mittelteils auskleiden. Über den Querarm kann das Kreuzstück um die Z-Achse geschwenkt werden und ermöglicht dem Modell bei Streckung und Beugung einen Bewegungsumfang von −2 bis 150° (Abb. 28). Zwischen dem oberen Abschnitt des Längsarms und den Seitenwänden des Mittelteils besteht zugunsten einer stabilen Scharnierbewegung ein breitflächiger Kontakt. Ventral ist in den Längsarm ein Anschlag aus UHMWPE eingelassen, der bei Streckung einen Metallkontakt zwischen femoraler und tibialer Komponente verhindert. Eine axiale Bohrung im Längsarm des Kreuzstückes ist mit einer Lagerschale aus UHMWPE ausgekleidet und stellt nach Aufnahme des tibialen Führungsbolzens eine stabile, aber bewegliche Verbindung zwischen den Komponenten her. Über diesen Verbindungsmechanismus wird der zweite Freiheitsgrad in der Endoprothese, die Rotation um die Längsachse (Y-Achse), ermöglicht; er läßt außerdem translatorische Bewegungen in der gleichen Richtung zu.

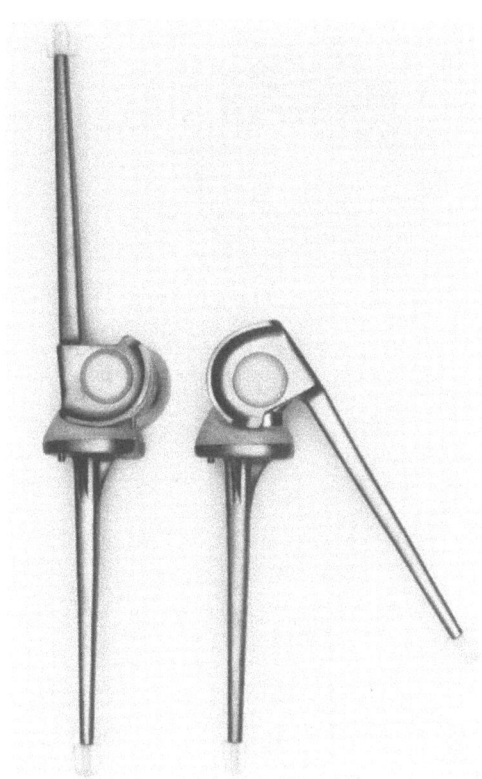

Abb. 28. Rotationsendoprothese in
Seitenansicht

6.2.2 Condylenteile und Laufflächen

Femorale Komponente

An dem kastenförmigen Mittelteil der femoralen Komponente sind seitliche Stütz-
und Gleitkufen angebracht. Ihre dorsalen Anteile bilden bis zum tiefsten Auflage-
punkt in der sagittalen Ebene einen Kreisbogen. Der Radius dieses Kreisbogens beträgt für das mittelgroße Modell 22 mm. Der ventrale Anteil der Kufen ist ähnlich
wie bei der Schlittenendoprothese polyzentrisch gestaltet (Abb. 26 u. 28). Ventral
sind die Gleitkufen über den intracondylären Mittelteil verbunden. Diese Verbindung bildet die Grenze zum patellaren Gleitlager. Durch entsprechende muldenför-
mige Gestaltung dieses Anteils ist es in der Praxis in den meisten Fällen möglich, einen stufenlosen Übergang zwischen Implantat und patellarem Gleitlager herzustellen (Abb. 29). Weitere Gestaltungsverbesserungen erscheinen uns hier möglich und
auch erstrebenswert, da wir Grund zu der Annahme haben, daß Zusammenhänge
zwischen verbliebenen Inkongruenzen und Restbeschwerden im Femoropatellargelenk bestehen. In der Aufsicht divergieren die Außenkanten der Gleitkufen entsprechend der Form der Condylen nach dorsal. Die Gesamtbreite wurde nach unseren
anatomischen Vermessungen festgelegt. Auch in transversaler Richtung war die na-

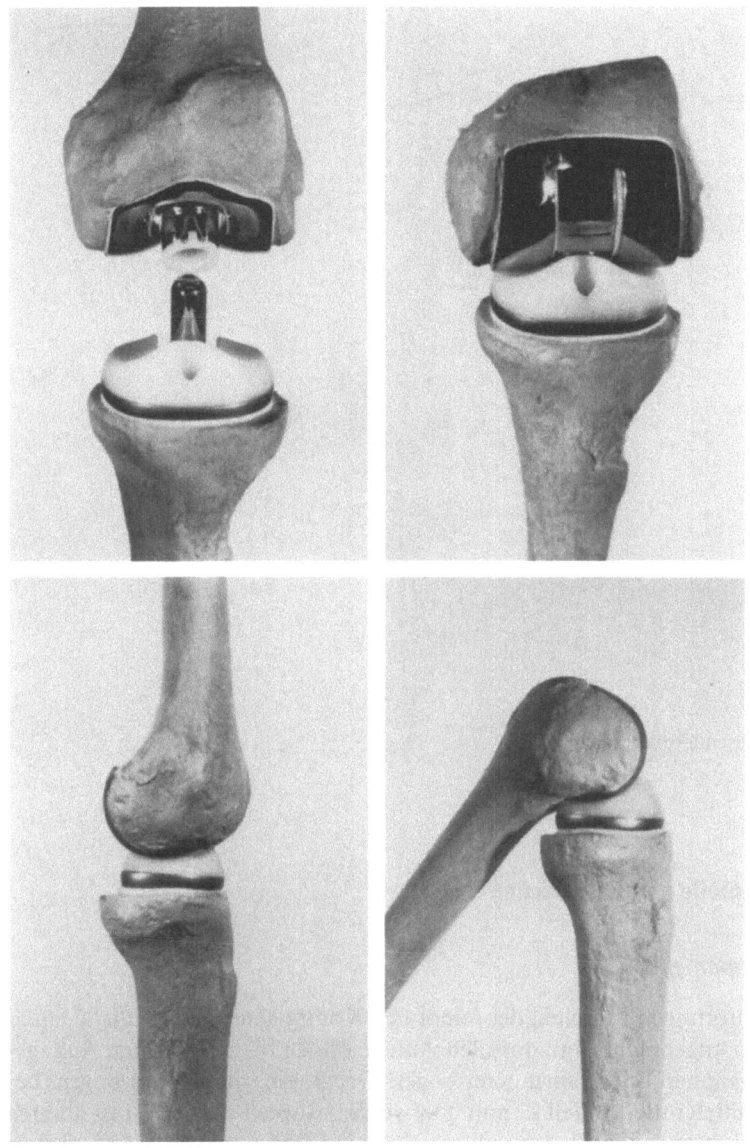

Abb. 29. Rotationsendoprothese in der Einbausituation im Knochen-Präparat

türliche Form der Condylen Vorbild für ihre Gestaltung. Die inneren Radien der Kufen im ventralen Bereich sind im Zusammenwirken mit der ventralen Erhebung des tibialen Polyäthylenplateaus maßgebend für Art und Ausmaß der axialen Rotation. Zur Seite hin laufen sie flach aus und stellen den Kontakt mit dem tibialen Plateau her. Mit ihren konkaven Seiten stützen sie sich breitflächig auf den Condylen ab.

58

Im kastenförmigen Mittelteil ist das Kreuzstück fest montiert. Um alle Möglichkeiten für eine Abstützung des Implantates in axialer Richtung auszunutzen, ist die Oberseite des Mittelteils flach. Die Breite des Kastens erfordert intracondylär eine Knochenresektion von 30 mm. Die erforderliche Resektion im Condylenbereich entspricht theoretisch der Stärke der Gleitkufen von 3 mm. Das Aufbohren eines Condylus zur Einführung einer Trägerachse ist in dieser Konstruktion nicht erforderlich.

Tibiale Komponente

Die Größe und Form der Druckplatte der tibialen Komponente richtete sich nach unseren anatomischen Ausmessungen (Abb. 18). In der Mitte im hinteren Anteil der Druckplatte erhebt sich der Führungszapfen, der mit der UHMWPE-Lagerschale in der Bohrung im Längsarm des Kreuzstückes artikuliert und deshalb hochglanzpoliert ist. Der Übergang zum metallenen Tibiaplateau hat die Form eines Korbbogens. Der Führungszapfen ist gegenüber dem tibialen Prothesenstiel in festgelegter Weise nach dorsal versetzt (Abb. 25 u. 32). Seine Lage auf der Druckplatte ist mit der Lage der Rotationsachse in der Y-Richtung identisch und wurde den Bedingungen im natürlichen Gelenk angenähert [236]. Die Stärke der Druckplatte mit dem eingelegten Tibiaplateau erfordert eine theoretische Resektionshöhe im Bereich des Tibiakopfes von 12 mm. Die Größe der Druckplatte entspricht den hohen axialen Belastungen im Gelenk. Femoral und tibial würden bei einer Belastung mit dem dreifachen Körpergewicht Flächenpressungen von nicht mehr als 2 N/mm^2 auftreten. Da die niedrigsten angegebenen Werte für die Kompressionsfestigkeit der Spongiosa etwa in diesem Bereich liegen, dürfte ein Einsinken der Komponenten auch bei osteoporotischem Knochen und alleiniger Auflage auf Spongiosa kaum zu befürchten sein.

Als Gleitpartner für die femorale Komponente ist ein in der Aufsicht hufeisenförmiges Plateau aus UHMWPE in die Druckplatte der tibialen Komponente eingelassen. Die im hinteren und mittleren Anteil planen Kontaktflächen gehen ventral und zur Mitte hin in eine sanfte Erhöhung über. Die Kuppe dieser Erhebung entspricht der Mulde in der ventralen Verbindung der Gleitkufen (Abb. 26).

6.2.3 Axiale Rotation (Y-Achse)

Bei der Festlegung von Art und Ausmaß der Unterschenkelrotation im Modell waren neben der passiven Rotationsmöglichkeit im natürlichen, unbelasteten Kniegelenk auch die Rotationsausschläge maßgebend, die während der belasteten Gangphase zustande kommen.

Wie aus Abschnitt 3.7.4 ersichtlich, ist am unbelasteten Gelenk bereits in Streckstellung eine geringe Rotation möglich. Sie nimmt besonders in den ersten Beugegraden stark zu und erreicht ihr Maximum zwischen 20 und 30° Beugung. Rotationsmomente zwischen 5 und 10 Nm – in diesem Bereich ist am unbelasteten Gelenk die Belastungsgrenze des Kapselbandapparates anzunehmen – führen zu Rotationen zwischen 15 und 20° [98, 141, 143, 236, 254].

In der Belastungsphase, in der im Kniegelenk nie die volle Streckung erreicht wird, ist mit einer Gesamtrotation zwischen 6 und 8° bei Beugungen bis 20° zu rechnen [117].

Diesen Bedingungen entsprechen drei Forderungen für die prothetische Konstruktion:

1. eine mit der Beugung zunehmende, nach beiden Seiten gleichgroße Rotation;
2. stärkste Zunahme der Rotation in den ersten Beugegraden;
3. maximale Rotation von 20° nach innen und außen.

In der Kontaktzone zwischen den beiden Komponenten bestimmen die Form der ventralen Erhebung des tibialen Polyäthylenplateaus und die Beschaffenheit der Radien der inneren Längskanten der Gleitkufen im ventralen Bereich Art und Ausmaß der Rotation. Durch entsprechende Änderungen dieser Kontaktflächen läßt sich praktisch jede beliebige Rotation im System einstellen. Im ventralen Bereich besteht in Streckstellung zwischen den beiden Komponenten Formschluß und damit unter Belastung Rotationsstabilität. Bei Beugung heben sich diese Kontaktflächen voneinander ab, der ventrale Formschluß geht verloren, und eine axiale Rotation wird möglich. Besonders in den ersten Beugegraden nimmt die Rotation stark zu, so daß bereits bei 5° Beugung Innen- und Außendrehungen von ca. ± 6° möglich sind. Die nach innen und außen symmetrisch zunehmende Rotation erreicht ihr Maximum von etwa 20° bei einem Beugewinkel zwischen 40 und 50°, ohne sich dann weiter zu verändern (Abb. 27 u. 41 sowie 7.1). Diese sog. freie Rotation im Modell wird durch den geringen Gleitreibwiderstand zwischen den Gleitkufen und dem im mittleren und hinteren Anteil planen Tibiaplateau aus UHMWPE und durch den Kapselbandapparat gebremst. Darüber hinausgehende Drehungen leiten durch einen Kontakt der sich dann beaufschlagenden Laufflächen, der Radien der inneren Längskanten der Gleitkufen im ventralen Bereich und der ventralen Erhebung im Tibiaplateau ohne harten Anschlag mit einer schraubenförmigen Distraktion der Komponenten in eine sog. gebremste Rotation über. Die Rotation wird dann zusätzlich durch Erhöhung der Lageenergie der auf dem Gelenk lastenden Körpermasse begrenzt. Dieses beginnt etwa in einem Bereich, bevor bei maximaler Spannung des Kapselbandapparates Zerstörungen seiner Strukturen zu erwarten sind [98, 254]. Bei Drehtraumen stellt dieser Mechanismus der gebremsten Rotation theoretisch eine ähnliche Schutzfunktion für den Kapselbandapparat dar, wie im natürlichen Gelenk die elastischen Gebilde, Knorpel und Menisci. Während der freien Rotation sollen auftretende Torsionsmomente soweit wie möglich in den viskoelastischen Bandapparat abgeleitet werden, um die Prothesenverankerung und den Knochen zu schonen. Um die Beanspruchung der Verankerung in der Phase der gebremsten Rotation möglichst klein zu halten, (s. 7.2) mußte der elastische Kapselbandapparat während der freien Rotation den Torsionsmomenten vor Eintritt der gebremsten Rotation genügend Widerstand entgegensetzen, um ihr Zustandekommen möglichst zu verhindern. Die gebremste Rotation hat somit eine Reservefunktion und setzt nur bei sehr hohen äußeren Momenten oder außergewöhnlich laxem Bandapparat ein, dann ohne harten Anschlag. Dies entspricht den Ergebnissen klinischer Nachuntersuchungen, die mögliche Rotation operierter Gelenke ist meist kleiner als das Ausmaß der freien Rotation.

Es wurde also ein mit der Beugung zunehmendes, möglichst früh einsetzendes, großes, freies Rotationsausmaß angestrebt, um die auftretenden verankerungsgefährdenden Drehmomente in den Kapselbandapparat abzuleiten. Diese beanspruchungsmindernde Funktion mußte insbesondere in der Situation des normalen Ganges, also bei Beugungen in der Standbeinphase bis zu 20° gewährleistet sein.

Der Formschluß in Streckstellung dient in erster Linie der Rotationsstabilität in der Standsituation und nur untergeordnet der Sicherung der Überstreckung, die im wesentlichen durch den Anschlag der ventralen Lippe der femoralen Komponente an das Polyäthylenlager des Kreuzstückes gesichert wird (Abb. 26). Die Rotationsstabilität in der Streckstellung halten wir z. Zt. für erforderlich, um muskel- und bindegewebsschwachen Patienten, wie Rheumatikern, eine bessere Standfestigkeit zu gewähren. Da in der Standbeinphase auftretende Rotationsmomente immer mit geringen Gelenkbeugungen verbunden sind und die volle Streckung nie erreicht wird, sehen wir in diesem Konstruktionsmerkmal kein Risiko für eine erhöhte Beanspruchung des Verbindungssystems.

6.2.4 Prothesenstiele und Gelenkachsen

Die Stiele sind lang, schlank und laufen zum Ende hin biegeweich aus. Ihre im Querschnitt rechtwinklige Form bietet im Zement ausreichenden Widerstand gegenüber auftretenden Verdrehmomenten. Die Kanten sind zur Vermeidung von Spannungsspitzen abgerundet. Da die Prothese in ihrer Verankerung nicht auf Zug belastbar wird, sind Hinterschneidungen nicht notwendig. Dies erleichtert im Falle einer Wechseloperation den Ausbau der Komponenten.

Die Erhaltung oder Wiederherstellung der natürlichen Gelenkachsen ist für eine günstige Beanspruchung des Verbundsystems notwendig. Bei der Implantation werden die in der Endoprothese konstruktiv festgelegten Bedingungen auf das Gelenk übertragen. Dabei muß in idealer Einbausituation die Lage der Schäfte den anatomischen Knochenachsen entsprechen. Bei Verwendung langer Prothesenstiele sind Fehler bei der Operation selten und weniger schwerwiegend. Zur Sicherung der angestrebten Position dienen sie gleichsam als Zielgerät. Als zusätzliche Maßnahme werden sog. Zentriersterne aus UHMWPE auf die Enden der Prothesenstiele aufgeschraubt. Ihre scharfkantigen Flügelenden durchschneiden den Zement, so daß er beim Einsetzen der Prothese nicht zu weit in die Markhöhle vorgeschoben wird. Verschieden große Zentriersterne können während der Operation der Weite der Markhöhle angepaßt werden. Sie garantieren eine zentrale Lage des Schaftendes und verhindern gleichzeitig seinen Metallkontakt mit der Corticalis und damit mögliche Spannungsspitzen im Knochen bei Biegebeanspruchung (Abb. 26).

Der femorale Prothesenstiel ist dem Mittelteil ventral aufgesetzt und an der Eintauchstelle um 6° valgisiert. Nach Fick (s. 3.7.3) bildet die anatomische Femurachse mit der sog. mechanischen Beinachse, die mit der anatomischen Tibiaachse identisch ist, einen Winkel von 6° (Abb. 19). In der Konstruktion liegen tibialer Prothesenstiel und Gelenkebene senkrecht zueinander. Diese Bedingungen werden in der Einbausituation auf das Gelenk übertragen, so daß die Längsachse des tibialen Prothesenstiels dann der mechanischen Beinachse entspricht. Die anatomische Femurachse und mechanische Beinachse kreuzen sich oberhalb der Knieebene im Bereich der Condylen. Dies entspricht annähernd der Stelle der Valgisierung im Modell, so

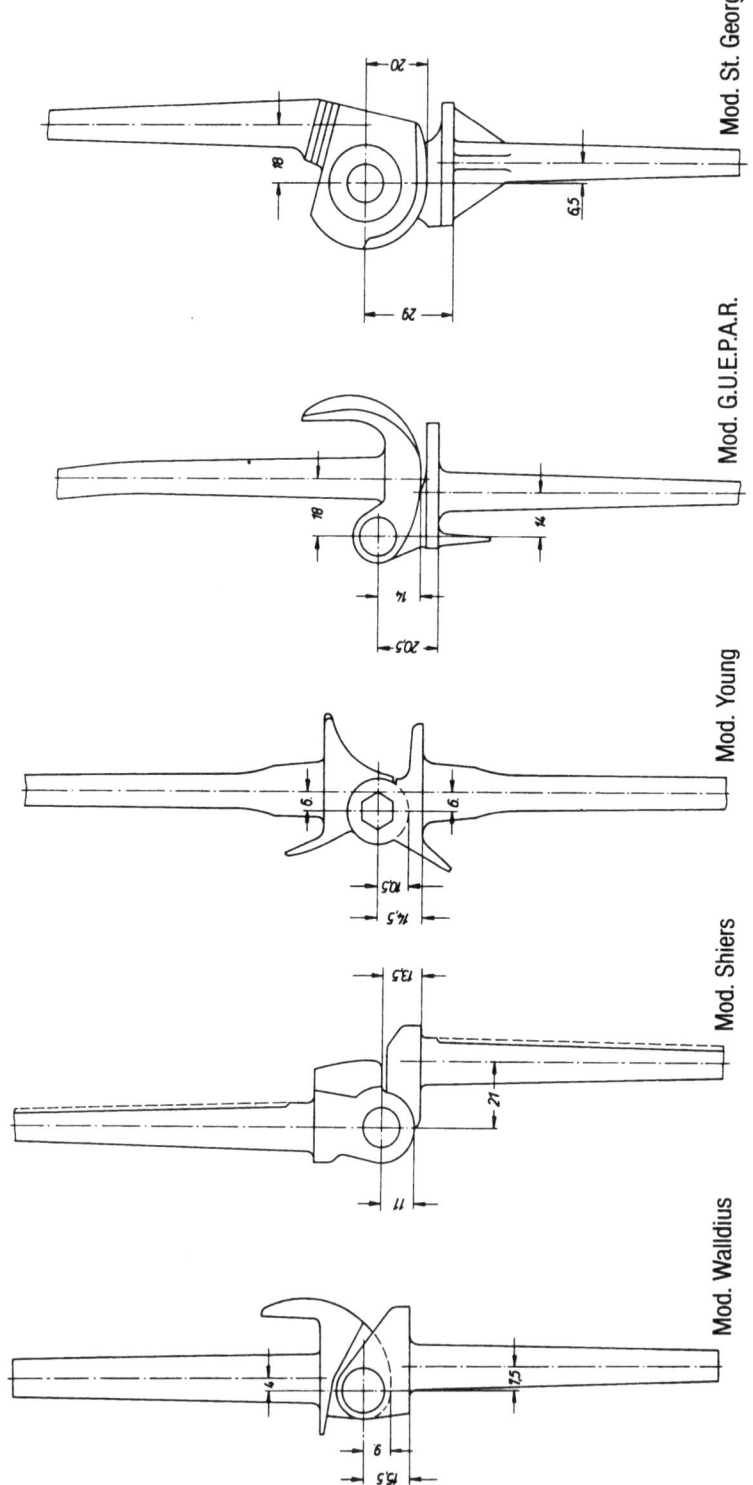

Mod. Walldius   Mod. Shiers   Mod. Young   Mod. G.U.E.P.A.R.   Mod. St. Georg

Abb. 30. Relationen zwischen Beugeachse und Prothesenstielen (= Beinachsen) bei verschiedenen Modellen (Walldius, Shiers, Young, G.U.E.P.A.R., St. Georg)

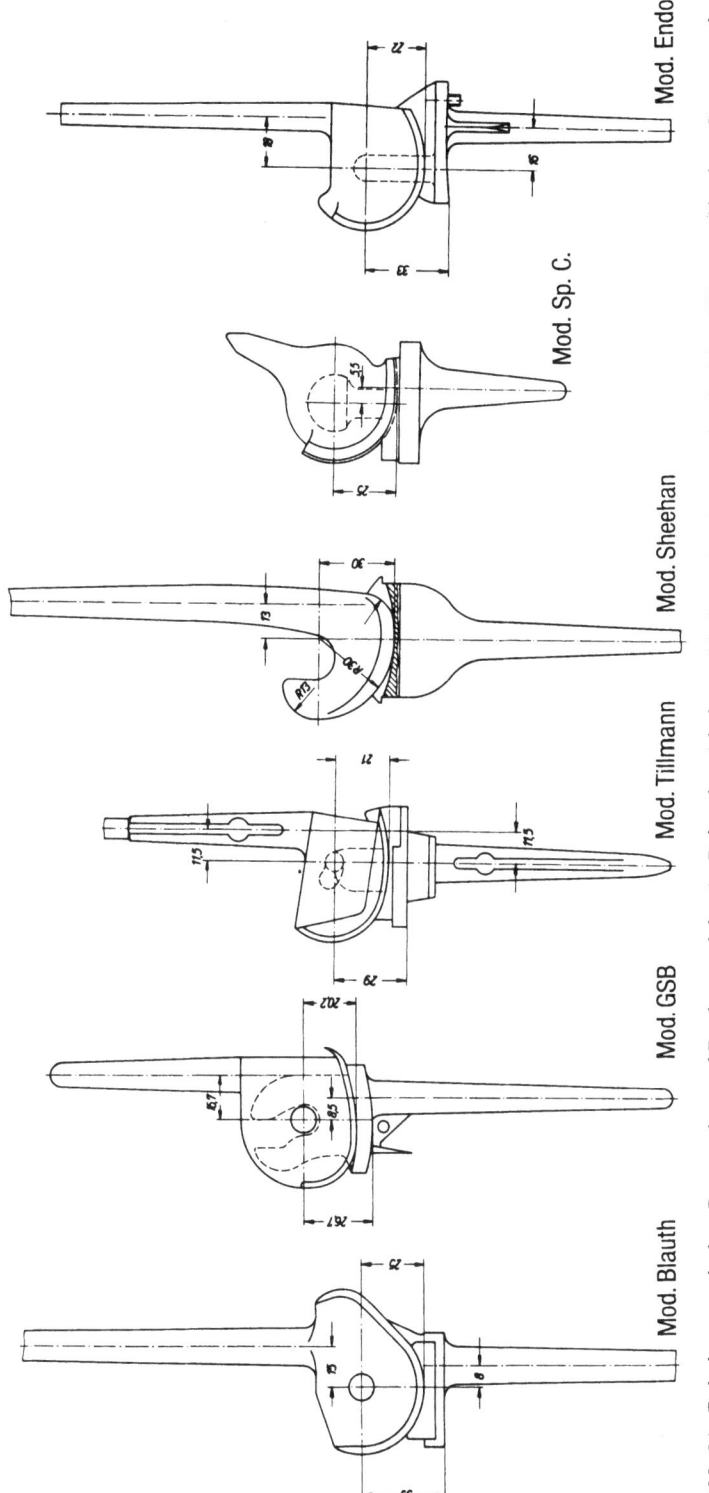

Abb. 31. Relationen zwischen Beugeachse und Prothesenstielen (= Beinachsen) bei verschiedenen Modellen. (Blauth, GSB, Tillmann, Sheehan, Sperocentric, Endo-Mod.)

Mod. Blauth   Mod. GSB   Mod. Tillmann   Mod. Sheehan   Mod. Sp. C.   Mod. Endo

daß der femorale Prothesenstiel nach dem Einbau dem Verlauf der anatomischen Femurachse entspricht.

Es wurde Wert auf die richtige Lagebeziehung zwischen der Beugeachse innerhalb der Condylen und den anatomischen Beinachsen gelegt. Bei einem diesbezüglichen Vergleich bisheriger Konstruktionen stellt man fest, daß in keinem Modell alle notwendigen Beziehungen zufriedenstellend berücksichtigt worden sind (Abb. 30 u. 31). Da an dieser Stelle nicht auf alle Unterschiede in den einzelnen Prothesenmodellen eingegangen werden kann, soll am Beispiel des Modells „St. Georg" die Problematik erläutert werden (Abb. 30 rechts). In dieser Endoprothese wurde die Lage der Beugeachse innerhalb der Condylen durch einen hinteren Kreisbogen der Kufen mit einem Radius von 20 mm festgelegt. Diesen Radius, der den Bedingungen in dem kleinsten gefundenen natürlichen Gelenk entspricht, würden wir heute für ein mittelgroßes Modell wegen der dadurch vermehrten Resektion bei größeren Gelenken als relativ ungünstig ansehen. In der Endoprothese beträgt der Abstand zwischen der Beugeachse und dem femoralen Prothesenstiel (= anatomische Femurachse) 18 mm. Dies entspricht dem ausgemessenen Mittelwert. Dagegen wurde mit einem Abstand zum tibialen Prothesenstiel (= anatomische Tibiaachse) von 8 mm den physiologischen Verhältnissen nicht hinreichend Rechnung getragen (s. 3.5 u. 3.7.3). Dies kann, wie beschrieben, zu konstruktionsbedingten Ventralverschiebungen der Condylen mit negativen Auswirkungen auf die Belastungen im Femoropatellargelenk führen (s. 3.4.3; 3.7.3 u. 6.2.6) [170]. Unter Zugrundelegung der Untersuchungen von Nietert und unseren anatomischen Messungen haben wir versucht, die Neukonstruktion günstiger als bisher den physiologischen Bedingungen anzugleichen. Die Lage der Beugeachse ist in der femoralen Komponente durch den Querarm des Kreuzstückes festgelegt. Der hintere Radius beträgt 22 mm (s. 6.2.6). Der Abstand zum femoralen Prothesenstiel beträgt 18 mm. Beugeachse und Führungsbolzen liegen in einer Ebene. Die Lagebeziehung zwischen Beugeachse und Unterschenkelachse wird folglich durch den Abstand zwischen Führungsbolzen und Prothesenstiel in der tibialen Komponente bestimmt. Die randständige, dorsale Lage des Führungsbolzens in der Mitte der Druckplatte ermöglicht nicht nur eine gute Beugung im Modell, sondern entspricht auch annähernd der Lage der natürlichen Achse für die Unterschenkelrotation auf dem Tibiaplateau (s. 3.7.4). Entsprechend dem durchschnittlich gemessenen Abstand ist der tibiale Prothesenstiel um 16 mm gegenüber dem Führungsbolzen nach ventral verschoben (Abb. 32). Er setzt im vorderen Anteil an der Unterfläche der Druckplatte an. Verstrebungen zur Seite und nach hinten zwischen Platte und Schaft dienen der Stabilisierung und gleichzeitig der Aufnahme von Rotationskräften.

6.2.5 Femoropatellargelenk

Wie bei der Scharnierendoprothese ist ein Ersatz des femoropatellaren Gelenkes für die Routineoperation auch in dem neuen Modell nicht vorgesehen. In speziellen Fällen, wie z. B. bei tumorösen oder traumatischen Zerstörungen oder bei Revisionen kann ein künstliches Condylengleitlager verwendet werden.

Wir haben in solchen Fällen bisher auf einen gleichzeitigen Ersatz des patellaren Gegenlagers durch Polyäthylen verzichtet. Aufgrund der anatomischen Gegeben-

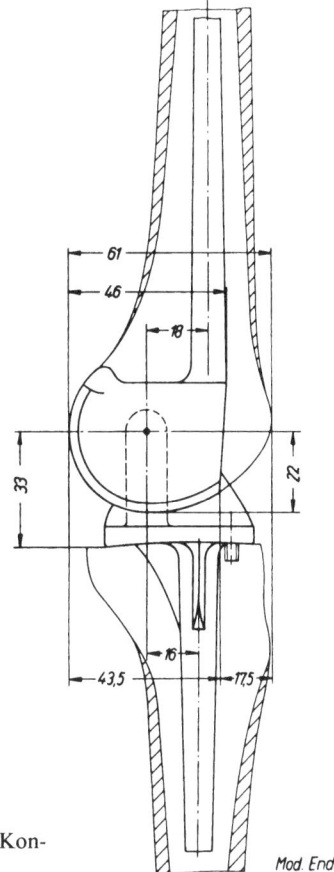

Abb. 32. Schematische Darstellung der Übertragung der Konstruktionsbedingungen auf das Gelenk

Mod. Endo

heiten müssen Patellaprothesen im spongiösen Knochen verankert werden. Bei den hohen Druckbelastungen, die in bestimmten Gangsituationen das Mehrfache der Kompressionsfestigkeit der Spongiosa betragen können, fürchten wir erhöhte Komplikationsrisiken in Form mechanischer Lockerungen und spontaner Patellafrakturen [71, 146, 198]. Neben den hohen Druckbelastungen muß das gleichzeitige Auftreten von bisher nicht kalkulierbaren Scherbelastungen besonders dann als wahrscheinlich angesehen werden, wenn es operativ nicht gelingt, den Bewegungsablauf während der Beugung zwischen patellarer und condylärer Komponente exakt aufeinander einzustellen. Diesbezügliche Literaturangaben liegen bisher nicht vor. Im Falle von Komplikationen nach Verwendung von Endoprothesen mit femoropatellarem Gelenkersatz ist zwar auf der patellaren Seite mit der Patellektomie eine zufriedenstellende Rückzugsmöglichkeit gegeben; schwieriger gestalten sich jedoch die Bedingungen auf der condylären Seite, da nach Entfernung der Endoprothese das Gleitlager meist stark zerstört ist. Entsprechende Überlegungen haben auch Matthews et al. bei der Entwicklung ihrer sog. „spherocentric" Knieendoprothese dazu bewogen, auf einen routinemäßigen Ersatz des Femoropatellar-

65

gelenkes zu verzichten. (Weitere Argumente gegen den primären Ersatz des Femoropatellargelenkes s. 3.4.3).

Aufgrund unserer Nachuntersuchungen führen wir einen Teil der Restbeschwerden nach totalem Gelenkersatz auf einen unphysiologischen Condylenvorschub zurück. Die Ursachen hierfür liegen bei vielen derzeitigen Konstruktionen in falscher Einbautechnik sowie in einem den natürlichen Bedingungen ungenügend angepaßten Abstand zwischen der Lage der Beugeachse und den Prothesenstielen (s. 3.4.3; 6.2.4; Abb. 30 u. 31). Bei Berücksichtigung entsprechender physiologischer Verhältnisse in einer endoprothetischen Konstruktion und richtiger Operationstechnik lassen sich Ventralverschiebungen der Condylen vermeiden. Unter bestimmten Voraussetzungen läßt sich sogar eine Dorsalverlagerung im Sinne des Maquet-Effektes erreichen (s. 6.2.6) [86]. Wir sehen in dieser Maßnahme einen ersten Schritt für eine Teillösung der Problematik des femoropatellaren Gelenkes bei einer endoprothetischen Versorgung. Wir erhoffen uns einen spürbaren Rückgang der Beschwerdehäufigkeit und der Notwendigkeit von Korrekturmaßnahmen. In Fällen erheblicher Restbeschwerden, die zu erneuten Maßnahmen zwingen, führen wir eine Patellektomie durch. Unter sorgfältiger Erhaltung der Streckaponeurose haben wir in den letzten Jahren diesen Eingriff mit einer Vorverlagerung des Patellasehnenansatzes nach den Angaben von Kaufer kombiniert [115]. Unter entsprechender Nachbehandlung lassen sich mit diesen Maßnahmen zufriedenstellende Ergebnisse erzielen. Wegen der bisher geringen Anzahl der operierten Fälle ist eine statistische Aussage derzeit noch nicht möglich. Inwieweit zukünftig auch eine Denervierung der Patella zur Problemlösung beitragen könnte, müssen weitere Erfahrungen erbringen [87, 88].

Die theoretischen Überlegungen und bisherigen Erfahrungen lassen somit auch weiterhin den künstlichen Ersatz des Femoropatellargelenkes problematisch erscheinen, zumal längere klinische Erfahrungen bisher noch fehlen [18, 106, 204].

6.2.6 Optimierung der Bedingungen durch 3 Modellgrößen

Es wird nicht möglich sein, für jede Gelenksituation eine individuell passende Endoprothese zur Verfügung zu stellen. Mit einem mittelgroßen Modell können zwar bis zu einer gewissen Grenze vom Durchschnitt abweichende Gelenkgrößen zufriedenstellend versorgt werden, ohne die natürlichen Verhältnisse zu stark verändern zu müssen. Auftretende Inkongruenzen zwischen Gelenk und Implantat lassen sich intraoperativ durch Knochenresektion oder über Positionsänderungen der Prothesenstiele in begrenztem Umfange ausgleichen. Größere Unterschiede können jedoch nicht mehr tolerierbare Veränderungen nach sich ziehen. Die Bereitstellung mehrerer Modellgrößen erscheint notwendig, um die Differenzen möglichst klein zu halten. Aus ökonomischen Gründen wird man dabei gezwungen sein, die Zahl der verschiedenen Größen auf ein Minimum zu beschränken und Kompromißlösungen zwischen medizinischer und Fertigungsseite anzustreben. Merkmale, die bei den einzelnen Modellgrößen vorrangig beachtet werden müssen, sind die Lage der Beugeachse (= Kompromißachse) innerhalb der Condylen sowie ihr Abstand von den anatomischen Beinachsen, da die Beanspruchung des Femoropatellargelenkes und des femoralen Knochens [196] sowie die Beugefähigkeit davon abhängen. Da-

Tabelle 7. Kompromißradius, Abstand Kompromißachse/Beinachsen bei 3 vorgeschlagenen Modellgrößen in Abhängigkeit vom sagittalen med. Condylendurchmesser

Sagittaler Durchmesser des med. Condylus (mm)			Kompromiß-radius	Abstand Kompromißachse zur		Modellgröße
100%	64%	36%		OS-Achse	US-Achse	
57	37	20				
58	37,1	20,9	20	16	14	klein
59	37,8	21,2				
60	38,4	21,6				
61	39,0	22,0				
62	39,7	22,3				
63	40,3	22,7	22	18	16	mittelgroß
64	41,0	23,0				
65	41,6	23,4				
66	42,2	23,8				
67	42,9	24,1				
68	43,5	24,5				
69	44,2	24,8	24	21	19	groß
70	44,8	25,2				
71	45,4	25,6				
72	46,1	25,9				

neben müssen Fragen der Festigkeit und der Dimensionierung der verschiedenen Prothesengrößen bedacht werden.

Nach Nietert kann die Lage der Beugeachse über den sagittalen Durchmesser des medialen Condylus festgelegt werden, und zwar bei 64% von seiner ventralen bzw. 36% von seiner dorsalen Begrenzung aus gemessen (s. 3.7.3 u. 3.7.4) [170]. In einer nach diesen Angaben konstruierten Endoprothese sollten 36% des Condylendurchmessers dem Radius des dorsalen Condylenabschnittes, dem sog. Kompromißradius entsprechen. Über die vorkommenden Condylendurchmesser lassen sich die Bedingungen für jede Gelenkgröße festlegen (Tabelle 7). Danach beträgt der Kompromißradius beim kleinsten vorkommenden Gelenk 20 mm und beim größten 26 mm. Bei den meisten Gelenken liegt der sagittale Condylendurchmesser zwischen 60 und 67 mm. Diese Werte entsprechen einem Kompromißradius, der zwischen 22 und 24 mm liegt.

Erfahrungsgemäß lassen sich in der Endoprothetik kleine Modelle durch Knochenresektion besser an große Gelenkverhältnisse anpassen als umgekehrt, so daß die Zahl der mit einer kleinen Endoprothese erfaßbaren Gelenke größer ist. Deshalb wurden als Kompromiß drei Modellgrößen gewählt. Der Kompromißradius der Modelle entsprach jeweils dem kleinsten Condylenradius der innerhalb einer Gruppe zusammengefaßten Gelenke (Tabelle 7).

Mit dem Einbau der Endoprothese wird eine neue funktionelle Einheit geschaffen, die aus dem erhaltenen Patellagleitlager und den künstlich ersetzten Gleitkufen besteht. In dieser funktionellen Einheit wurde die Lage der Beugeachse nach den Angaben von Nietert festgelegt [170]. Da die Lage dieser sog. Kompromißachse in einer Endoprothese einer bestimmten Gelenkgröße zugeordnet werden kann, wer-

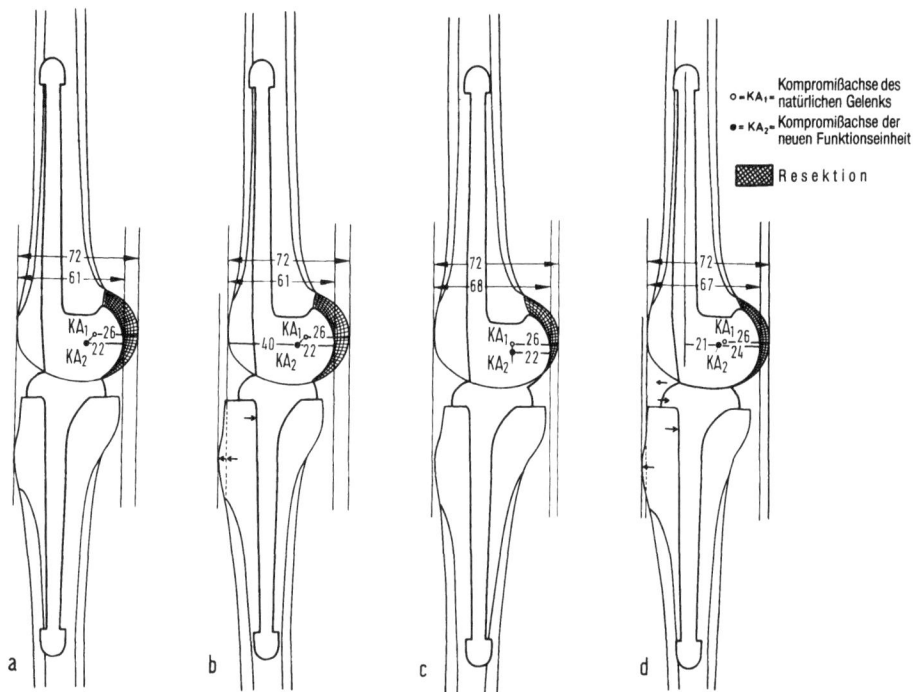

Abb. 33 a–d. Auswirkungen unterschiedlicher Einbausituationen von 3 Modellgrößen auf das Resektionsausmaß und die intracondyl. Lage der Kompromißachse bei verschieden großen Gelenken

den so mit einem mittelgroßen Modell die Bedingungen eines Gelenkes mit einem sagittalen, medialen Condylendurchmesser von 61 mm auf das neue Gelenk übertragen (Abb. 32 u. 33 e). Ist nur eine Prothesengröße verfügbar, so ist mit zunehmenden Veränderungen der physiologischen Verhältnisse zu rechnen, je mehr die einzelnen Gelenkgrößen von diesem Wert abweichen. Die sich theoretisch dabei ergebenden Möglichkeiten und die Vorschläge für das praktische Vorgehen werden zum besseren Verständnis anhand der in den Abbildungen 33 a–f dargestellten Einbausituationen erläutert. Über seitliche Röntgenbilder wurden die Umrisse von drei Gelenken mit dem größten, mittleren und kleinsten vorkommenden sagittalen, medialen Condylendurchmesser abgenommen und das mittelgroße Modell in unterschiedlicher Einbausituation eingezeichnet. Die Auswirkungen auf Gelenke, die größer oder kleiner sind, als es den in der mittelgroßen Endoprothese festgelegten Bedingungen entspricht, sind dabei unterschiedlich. Zum Vergleich wurden die Verhältnisse bei der Verwendung von drei verschiedenen Prothesengrößen dargestellt.

Größere Gelenke, die einen medialen, sagittalen Condylendurchmesser von mehr als 62 mm aufweisen, lassen über Veränderungen im Resektionsausmaß und je nach Weite des Markraumes verschiedene Einbaumöglichkeiten zu. Will man z.B. mit einem mittelgroßen Modell das größte vorkommende Kniegelenk mit einem medialen Condylendurchmesser von 72 mm versorgen und dabei die in der

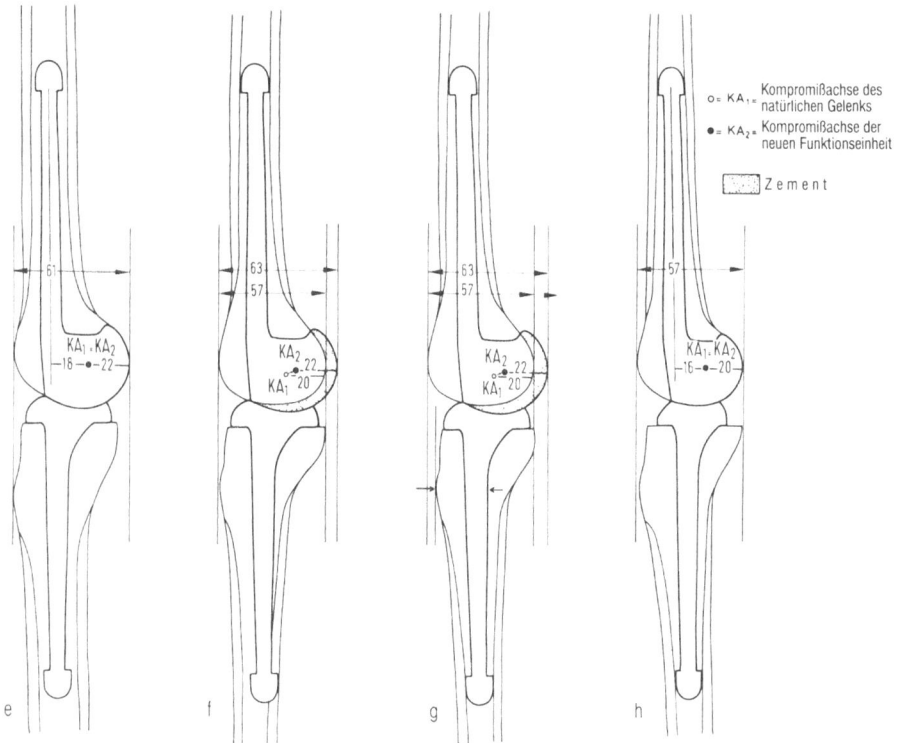

Abb. 33 e–h

Konstruktion festgelegten Relationen übertragen, ist dies nur über eine vermehrte Knochenresektion möglich. Das Einbauprinzip der Endoprothese erfordert für die notwendig werdende Verkürzung der Condylen eine dorsale und intracondyläre Resektion (Abb. 33 a). Die Beugeachse im natürlichen Gelenk liegt theoretisch 26 mm von der dorsalen Condylenumrandung entfernt (Abb. 33 a, KA 1). Die Kompromißachse der neuen Funktionseinheit würde 4 mm nach distal und 7 mm nach ventral verschoben werden (Abb. 33 a, KA 2). Gleichzeitig mit der Verkürzung der Condylen kommt es zu einer Ventralverschiebung der Prothesenstiele. Die schlanken Schäfte lassen zwar bei einem weiten Markraum im begrenzten Umfang eine exzentrische Verankerung zu, jedoch können starke individuelle Schwankungen in den sich zum Gelenk hin trichterförmig weitenden Markhöhlen zu einem dorsalen Verkippen des Prothesenstiels und dadurch zu einer nicht gewünschten Überstreckung im Gelenk führen (s. 3.4.3). Werden beide Komponenten nach ventral verlagert, so resultiert durch die in die Nähe der Beinachse verlagerte neue Kompromißachse (KA 2) eine Einschränkung der Beugefunktion, da sich bei unveränderter Weite des Knochenrohres ihre dorsalen Anteile bei Beugung früher berühren. Eine Korrektur ist durch eine zentrale Verankerung der tibialen Komponente möglich. Hierdurch kommt es gleichzeitig zu einer Dorsalverlagerung der Condylen im Sinne des Maquet-Effektes in der Funktionseinheit (Abb. 33 b). Bei Gelenken mit einem größeren Kompromißradius als dem in einem mittelgroßen Modell ist auch eine andere Einbausituation denkbar, wenn die Beugeachse des natürlichen Gelenkes und die Kompromißachse der Endoprothese in die gleiche transversale Ebene gelegt werden (Abb. 33 c). Die Beugeachse der neuen Funktionseinheit würden dann lediglich 4 mm nach distal verlagert sein (Abb. 33 c, KA 2). Ihre Lage innerhalb der neuen funktionellen Einheit würde dann nicht mehr vollständig den Bedingungen nach Nietert entsprechen. Anstatt bei 64% des sagittalen Durchmessers des medialen Condylus würde die neue Kompromißachse um 3,6% nach dorsal verschoben sein und der sagittale Condylendurchmesser der Funktionseinheit 68 mm betragen. Dieses Vorgehen würde im intercondylären und dorsalen Bereich der Condylen weniger Resektion erfordern (Abb. 33 c: schraffiertes Feld kleiner, jedoch größeres restliches Patellagleitlager vor dem Mittelteil). Der femorale Prothesenstiel würde weniger exzentrisch liegen (in dem hier gewählten Beispiel mit den Dimensionen des größten Gelenkes und einer mittelgroßen Endoprothese 3 mm dorsal von der anatomischen Femurachse). Neben den Abweichungen von den gewünschten Relationen liegen bei diesem Vorgehen die Hauptschwierigkeiten im Einzelfall in der Festlegung der Beugeachse während der Operation. Es würde dazu einer komplizierten Sägelehre bedürfen, mit der die Kompromißachse jeweils über den sagittalen Condylendurchmesser von der dorsalen Condylenbegrenzung aus festgelegt werden müßte. Ein derartiges Instrument ist zwar theoretisch erstellbar, würde jedoch die operative Technik wesentlich komplizieren.

Der Forderung nach einer optimierten Anpassung an die individuellen Bedingungen kann am besten durch ein zusätzliches großes Modell mit den in Tabelle 7 vorgeschlagenen Abmessungen entsprochen werden (Abb. 33 d). Ein Modell mit dem Kompromißradius von 24 mm würde in einem Gelenk mit einem sagittalen Condylendurchmesser von 67 mm eine entsprechende Funktionseinheit bilden. Die größten Abweichungen wären bei einem Gelenk mit einem Condylendurchmesser von 72 mm zu erwarten (Abb. 33 d). In diesem Falle wäre eine Resektion im Bereich der hinteren Condylen von 5 mm erforderlich. Der femorale Prothesenstiel würde geringgradig exzentrisch nach ventral verlagert sein (in dem hier gewählten Beispiel mit den Dimensionen des größten Gelenkes und einem großen Modell 3 mm ventral von der anatomischen Femurachse). Bei gleichzeitiger zentraler Verankerung der tibialen Komponente käme außerdem eine geringe Dorsalverschiebung des Femurs gegenüber der Tibia zustande (Abb. 33 d). Bei allen anderen Gelenkgrößen, die für eine Versorgung mit einem großen Modell in Frage kämen (Gelenke mit einem medialen Condylendurchmesser von mehr als 67 mm), sind die Abweichungen entsprechend geringer. In allen Fällen ließen sich auf diese Weise die angestrebten Relationen zwischen der Kompromißachse und den anatomischen Gelenkachsen den physiologischen Verhältnissen befriedigend annähern. Ein ungünstiger Vorschub der Condylen wäre durch den Einbau der Endoprothese nicht zu befürchten. Unter bestimmten geschilderten Bedingungen ließe sich sogar eine geringe Versetzung der Condylen nach dorsal erreichen, wovon wir uns eine Verringerung der Häufigkeit von femoropatellaren Restbeschwerden erhoffen.

In entsprechender Weise würde ein mittelgroßes Modell mit einem Kompromißradius von 22 mm alle Gelenke mit einem medialen Condylendurchmesser zwischen 61 und 66 mm erfassen. Die bei diesen Gelenkgrößen noch auftretenden Unterschiede würden auf ein in der Praxis vertretbares Minimum reduziert werden können (Abb. 33 e).

Andere Bedingungen entstehen bei der Versorgung von Gelenken, die einen kleineren dorsalen Condylenradius aufweisen als das mittelgroße Modell. Da kleine Gelenke häufig gleichzeitig enge Markhöhlen haben, werden die intraoperativen Korrekturmöglichkeiten über eine exzentrische Verankerung der Prothesenstiele stark eingeschränkt. Wenn deshalb die engen Verhältnisse, wie in Abb. 33 f dargestellt, nur eine zentrale Verankerung der femoralen Komponente zulassen, kommt es durch den verhältnismäßig zu großen Mittelteil zu einer Verlängerung des sagittalen Condylendurchmessers der neuen Funktionseinheit, und die Beugeachse verschiebt sich nach dorso-proximal (Abb. 33 f, KA 2). Die angestrebten Relationen in der Funktionseinheit werden in dem dargestellten Beispiel nur gering, und zwar um etwas mehr als 1% verändert. Die dann dorsal überstehenden Gleitkufen des Mittelteils erfordern jedoch eine vermehrte Zementunterfütterung für die Abstützung auf den Condylen. Auch in axialer Richtung ist der Mittelteil für kleine Gelenke relativ zu groß, was sich ungünstig auf die Resektion auswirkt. Aufgrund der dorsalen Lage der Kompromißachse in dieser Einbausituation würde sich bei Einhaltung einer regelrechten Position zwischen Ober- und Unterschenkel der tibiale Prothesenstiel in die dorsale Corticalis der Tibia projizieren (Abb. 33 f).

Die in der Praxis in der meist engen Tibia notwendige zentrale Verankerung der tibialen Komponente würde zu einer dorsalen Versetzung der Tibia gegenüber dem Femur führen und damit die Belastungsbedingungen im Femoropatellargelenk im Sinne eines umgekehrten Maquet-Effektes verschlechtern (Abb. 33 g). Der Versuch, dies durch eine Dorsalverkippung des Prothesenstiels zu kompensieren, würde ein Streckdefizit im Gelenk zur Folge haben (s. 3.4.3).

Wie das Beispiel verdeutlicht, werden die Verhältnisse nachteiliger verändert, wenn kleine Gelenke mit zu großen Endoprothesen versorgt werden. Die intraoperativen Korrekturmöglichkeiten hinsichtlich der Anpassung des Gelenkes an das Modell sind ungünstiger. Die Bereitstellung einer 3. Modellgröße mit einem Kompromißradius von 20 mm erscheint eine logische Konsequenz. Damit ließen sich in geschilderter Weise die Gelenke mit einem medialen, sagittalen Condylendurchmesser zwischen 57 und 60 mm ohne wesentliche nachteilige Auswirkungen versorgen (Abb. 33 h).

Neben der Festlegung unterschiedlicher Kompromißradien in drei verschiedenen Prothesengrößen (20 mm, 22 mm, 24 mm) bedarf es auch einer Angleichung des Abstandes zwischen der Kompromißachse und den Prothesenstielachsen. Die morphologischen Untersuchungen ließen diesbezüglich keine sicheren Beziehungen zum sagittalen, medialen Condylendurchmesser erkennen. Im mittelgroßen Modell mit einem Kompromißradius von 22 mm sind wir deshalb von den gefundenen Mittelwerten ausgegangen und haben den Abstand zur Längsachse des femoralen Schaftes mit 18 mm und des tibialen Schaftes mit 16 mm festgelegt. Ausgehend von diesen Werten wurden die Abstände in der kleinen und großen Ausführung entsprechend verändert. Um mit einem kleinen Modell die Nietert-Relationen in einem Gelenk mit einem Condylendurchmesser von 57 mm zu garantieren, muß der Mittelteil um insgesamt 4 mm in der sagittalen Tiefe reduziert werden, und zwar um 2 mm über die Verkleinerung des Kompromißradius und um 2 mm über den Abstand zwischen Kompromißachse und anatomischer Femur- und Tibiaachse. Dieser Abstand wurde im großen Modell femoral und tibial um jeweils 3 mm vergrößert (Tabelle 7).

Bei Verwendung der drei vorgeschlagenen Modellausführungen läßt sich bei allen vorkommenden Gelenkgrößen eine neue funktionelle Einheit unter Einhaltung der Relationen von Nietert erreichen, ohne die Lagebeziehung der anatomischen Beinachsen zu stark zu verändern. Ein pathologischer Vorschub der Oberschenkelcondylen ist auf diese Weise in allen Fällen vermeidbar, und unter bestimmten geschilderten Bedingungen läßt sich auch eine geringe Dorsalverschiebung erreichen. Die Resektion kann auf ein Minimum reduziert werden; operativ bedingte Fehlstellungen der Prothesenstiele sind leichter vermeidbar. Somit dürften günstige Auswirkungen hinsichtlich der Beugefähigkeit, der Entlastung des Femoropatellargelenkes sowie der Beanspruchung des Knochens auf der femoralen Seite zu erwarten sein.

Inwieweit es zukünftig erforderlich ist, in Abhängigkeit vom Schenkelhalswinkel und der Ober- und Unterschenkelkrümmung Bedingungen auch hinsichtlich der Valgisierung zu treffen, bedarf weiterer Untersuchungen. Aufgrund unserer bisherigen praktischen Erfahrungen erscheint dies z. Zt. nicht dringlich.

Um bei den hohen axialen Belastungen die Flächenpressungen in den einzelnen Prothesengrößen so klein wie möglich zu halten, bedarf es auch einer Veränderung der Knochenauflageflächen in den einzelnen Modellen. Grundlage für diesbezügliche Größenunterschiede waren unsere anatomischen Messungen. Grundregeln zur Übertragung anatomischer Größen und Formen auf Konstruktionen lassen sich nicht aufstellen. Generell hat es sich als vorteilhaft erwiesen, zur Orientierung nicht die größten, sondern die kleinsten gefundenen anatomischen Maße bei einer Konstruktion zu verwenden. Die Ursachen hierfür liegen in den starken individuellen Schwankungen anatomischer Formen, die sich nicht durch einheitliche geometrische Figuren festlegen lassen und die schwer zu den gefundenen anatomischen Meßwerten in Beziehung zu setzen sind. Unsere geometrischen Untersuchungen bezüglich der Form der Tibiagelenkfläche veranschaulichen dies (Abb. 18).

Die meisten Flächen lassen zwar annähernd eine Nierenform erkennen, sie können jedoch auch unterschiedlich ovalär gestaltet sein. Würde man sich z. B. bei der Dimensionierung der Auflagefläche der tibialen Komponente nach den größten Meßwerten richten, so bestünde bei einer Reihe von Gelenken die Gefahr, daß das Plateau an unterschiedlichen Stellen den Tibiakopf überragt. Außerdem muß bedacht werden, daß aufgrund der trichterförmigen, zum Gelenk hin breiter werdenden Tibia die neu geschaffenen Auflageflächen nach Resektion stets kleiner sind als die ursprüngliche Tibiagelenkfläche.

Maßgebend für die definitive Festlegung von Auflageflächen bei Knieendoprothesen sind die geometrischen Formen und Maße des natürlichen Gelenkes. Sie müssen so gestaltet werden, daß einerseits dem Operateur beim Einsetzen möglichst viel Variationsmöglichkeit verbleibt und andererseits bei den hohen axialen Belastungen die auftretenden Flächenpressungen die Kompressionsfestigkeit der Spongiosa nicht überschreiten. Die Richtigkeit der in einer Konstruktion gewählten Form und Dimension wird sich letztlich nur durch die operative Praxis bestätigen lassen, zumal man hier vorwiegend mit pathologischen Gelenkveränderungen konfrontiert wird.

Alle Festlegungen in den einzelnen Modellgrößen bedürfen der engen Kooperation mit den an der Entwicklung beteiligten Techniken. Dies betrifft vor allem die tragenden Teile der Konstruktion wie die Prothesenstiele, den Mittelteil und das

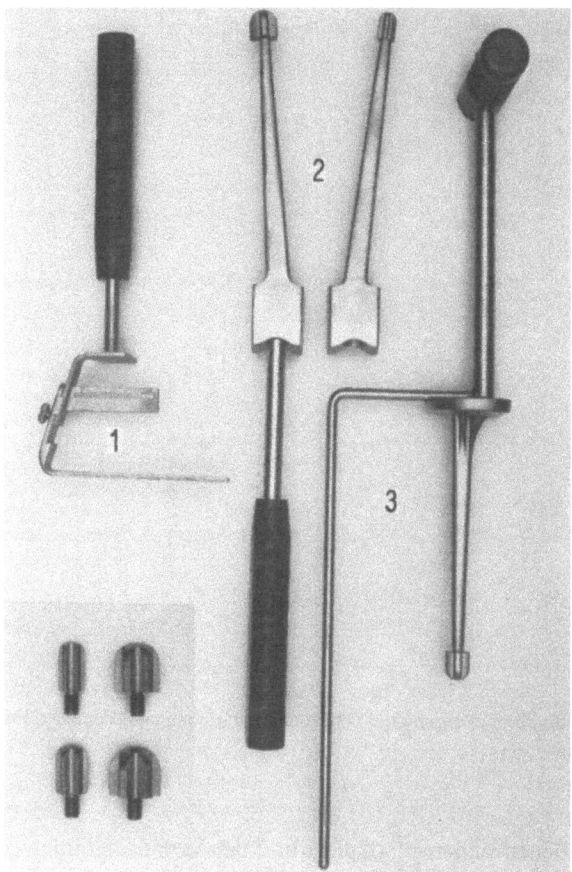

Abb. 34. Sägelehren 1, 2, 3

Kreuzstück. Viele Einzelprobleme erfordern dabei Kompromißlösungen. So werden z. B. einer von medizinischer Seite aus Gründen der Resektionsersparnis angestrebten Verschmälerung des Mittelteils von seiten des Ingenieurs Grenzen gesetzt, um die Stabilität der Konstruktion nicht zu gefährden.

6.2.7 Sägelehren für die Übertragung der Konstruktionsbedingungen auf das Gelenk

Die in der Konstruktion festgelegten Bedingungen müssen während der Operation möglichst optimal auf das Gelenk übertragen werden. Stark zerstörte Gelenkflächen, physiologische oder traumatische Verbiegungen des gelenknahen Knochens, starke Schwankungen in der Weite der Markräume oder ein kräftiger Weichteilmantel können die intraoperative Orientierung erheblich erschweren und u. U. zu einem falschen Einbau der Endoprothese führen. Mit Hilfe von Sägelehren lassen sich mögliche Einbaufehler weitgehend vermeiden. Mit ihnen können Resektions-

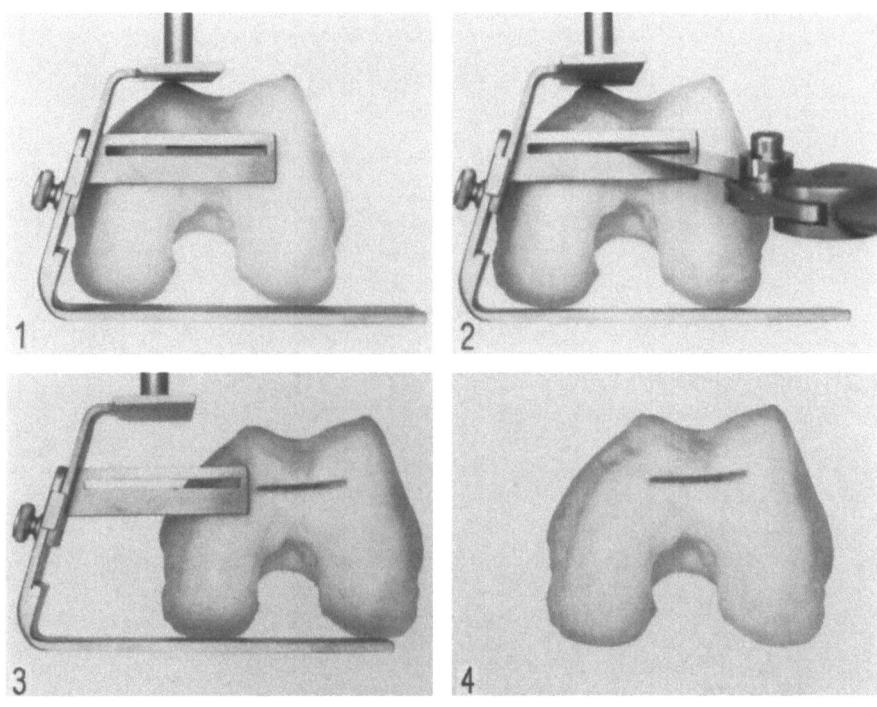

Abb. 35. Festlegung der ventralen Schnittebene mit der Sägelehre 1

ebenen sicherer festgelegt und der Verlauf der anatomischen Achsen besser eingeschätzt werden. Die drei zur Verfügung stehenden Instrumente haben einen unterschiedlichen Anwendungsbereich:

Die *Sägelehre 1* dient zur Festlegung der ventralen intracondylären Resektionsebene und damit gleichzeitig der intracondylären Lage der Kompromißachse der
Funktionseinheit (Abb. 34,1).

Die *Sägelehre 2* dient zur Festlegung der seitlichen intracondylären Resektions-
ebenen, der Anpassung der Condylen an die Form der Gleitkufen sowie der richtigen intramedullären Position des femoralen Prothesenstiels (Abb. 34,2).

Die *Sägelehre 3* dient der Bestimmung einer senkrecht zur anatomischen Tibiaachse verlaufenden Resektion des Tibiakopfes sowie der richtigen intramedullären
Position des tibialen Prothesenstiels (Abb. 34,3).

Die Unterschiede zwischen den drei Prothesengrößen erfordern unterschiedlich
große Sägelehren. Der Anwendungsbereich richtet sich, wie beschrieben, bei allen
drei Modellen nach der Größe des medialen, sagittalen Condylendurchmessers des
zu operierenden Gelenkes (Tabelle 7). Die Bestimmung der Gelenkgröße kann entweder präoperativ über seitliche Röntgenabstandsaufnahmen oder intraoperativ
durch eine direkte Vermessung erfolgen. Meßfehler können durch Exophyten oder
Gewebsnekrosen an der ventralen oder dorsalen Condylenbegrenzung verursacht
werden. Im hinteren Condylenbereich häufig noch vorhandene Knorpelschichten

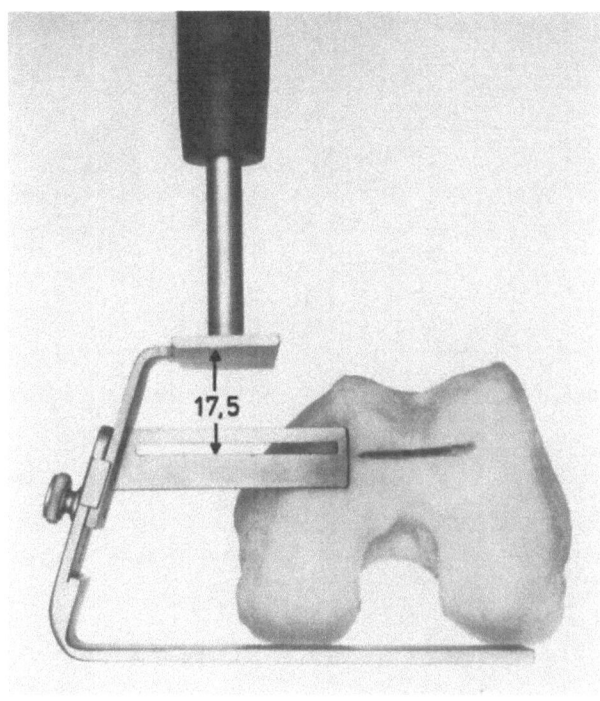

Abb. 36. Abstand des Sägeschlitzes in der Sägelehre 1 von der ventralen Begrenzung des med. Condylus

dürfen nicht mitgemessen werden, da unsere morphologischen Untersuchungen ausschließlich an knöchernen Gelenkstrukturen vorgenommen wurden (s. 3.7.2).

Sägelehre 1

Das Prinzip der verschiedenen Sägelehren wird am mittelgroßen Modell mit einem Kompromißradius von 22 mm dargestellt. Durch Einbau dieser Endoprothese wird aus dem ventral erhaltenen Patellagleitlager und dem Mittelteil der Prothese eine neue Funktionseinheit mit den Bedingungen eines Gelenkes mit einem medialen Condylendurchmesser von 61 mm geschaffen (Abb. 32 u. 33 e). Um diese Relationen auch bei anderen Gelenkgrößen zu gewährleisten, muß die ventrale intracondyläre Resektionsebene stets im gleichen Abstand von der ventralen Condylenbegrenzung entfernt liegen. Zur Bestimmung dieser Resektionsebene dient die Sägelehre 1. In der Aufsicht auf die Condylen wird das Instrument über eine flächige Auflage des vorderen Querarms an die ventrale Begrenzung des medialen Condylus angelegt (Abb. 35, 1). Der hintere, verstellbare Querarm, mit dem die transversale Ebene eingeschätzt werden kann, wird dorsal an die Condylen herangeschoben. Zwischen den beiden Querarmen befindet sich ein weiterer transversal

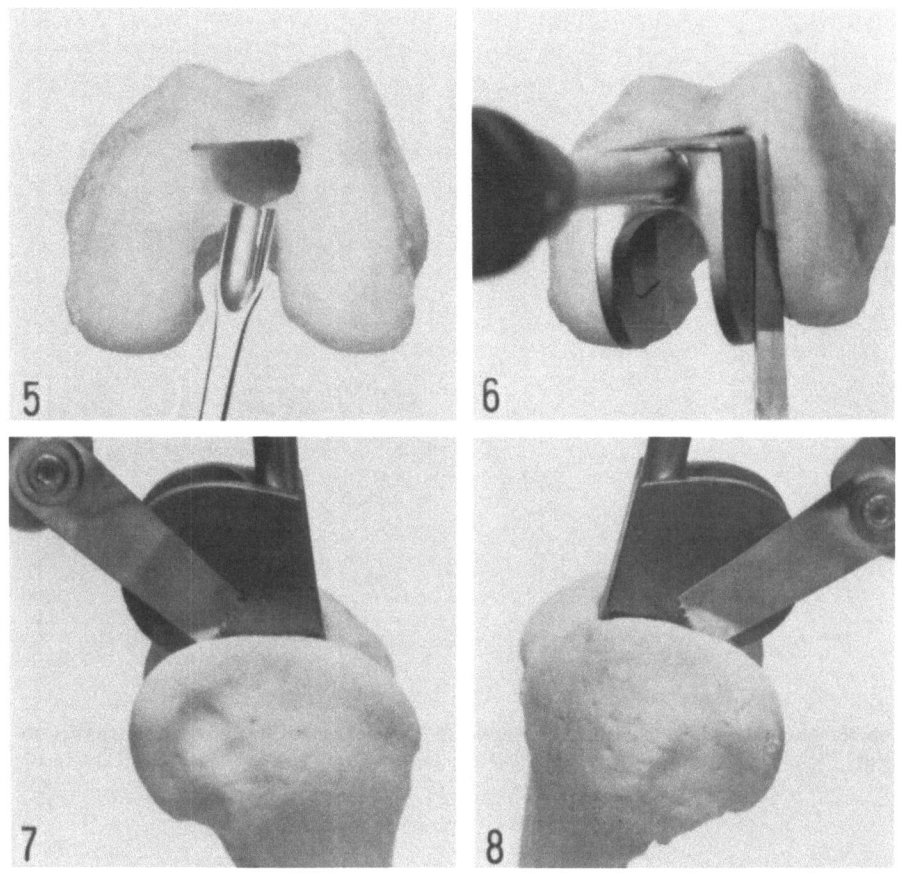

Abb. 37. Festlegung der seitlichen Schnittebenen mit der Sägelehre 2

verlaufender Metallarm mit einem Sägeschlitz. Der Abstand zwischen dem vorderen Querarm und dem Schlitz dieses sog. Visierarms beträgt beim mittelgroßen Modell 17,5 mm. Diese Strecke errechnet sich aus dem sagittalen Condylendurchmesser von 61 mm abzüglich des sagittalen Durchmessers des Mittelteils der Endoprothese von 43,5 mm (Abb. 32 u. 36). Über den Schlitz im Visierarm wird mit der oszillierenden Säge der ventrale intracondyläre Schnitt im Bereich der Incisura intercondylica durchgeführt (Abb. 35, 2–4). Damit ist die intracondyläre Lage der Kompromißachse der neuen Funktionseinheit festgelegt.

Ungenauigkeiten bei der Verwendung des Zielgerätes können durch Exophytenbildungen an der ventralen Begrenzung des medialen Condylus zustande kommen. Diese müssen zuvor abgetragen werden. Bei Zerstörungen oder Exophyten im hinteren Condylenanteil kann die transversale Ebene u. U. schwierig eingeschätzt werden, so daß es bei einer Verdrehung der Sägelehre in axialer Richtung zu Rotationsfehlern kommen kann.

76

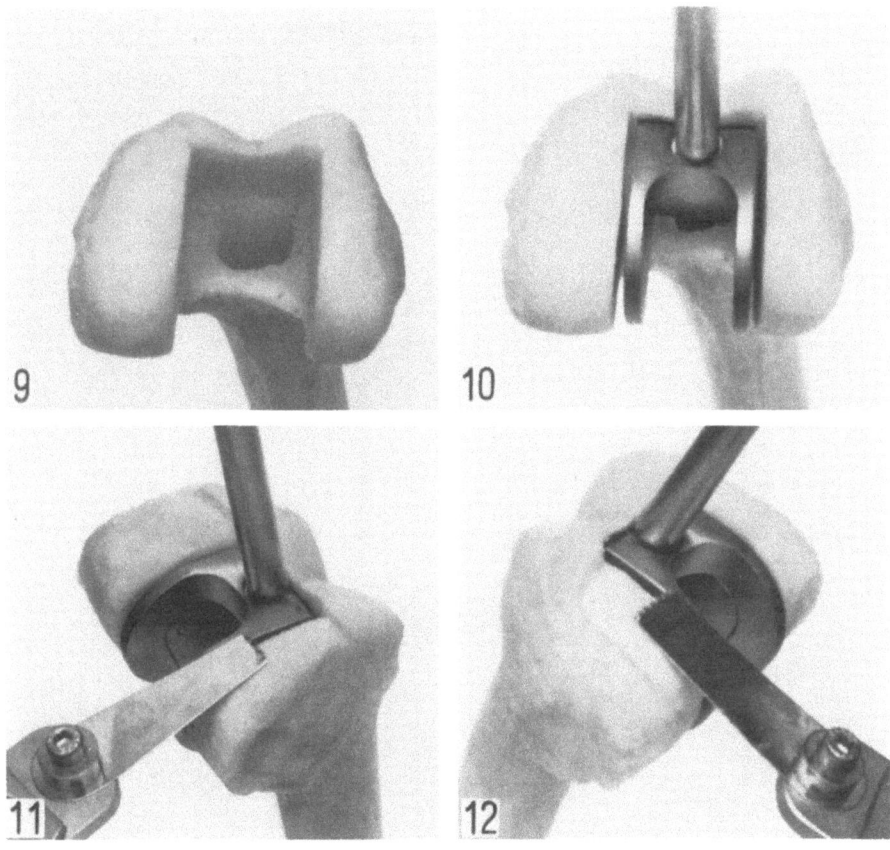

Abb. 38. Zuschneiden der Condylen über die Sägelehre 2

Sägelehre 2

Die Sägelehre 2 besteht aus einer femoralen Prothesenkomponente ohne die seitlichen Gleitkufen und das Kreuzstück; die Condylenumrisse sind bis auf eine ventrale Lippe um die Dicke der Gleitkufen kleiner. Der Mittelteil ist mit einem Handgriff versehen; auf das Schaftende lassen sich verschieden große metallene Zentriersterne aufschrauben. Dieses Instrument hat unterschiedliche Aufgaben zu erfüllen. Über ein Bohrloch am tiefsten Punkt der Incisura intercondylica (Abb. 37,5), dorsal der festgelegten ventralen Schnittebene wird der Schaft der Sägelehre so weit in die Markhöhle eingeführt, daß sein Mittelteil den Condylen aufliegt. Die Seitenflächen des Mittelteils dienen zur Führung der oszillierenden Säge beim Anlegen der seitlichen intracondylären Schnittebenen (Abb. 37,6–8). Hierbei darf die Sägelehre 2 in axialer Richtung nicht verdreht werden, um Rotationsfehler im Gelenk zu vermeiden. Nach Entfernung des intracondylär herausgesägten Knochenblocks (Abb. 38,9) wird die gleiche Sägelehre so tief eingeführt, daß ihre ventrale Lippe

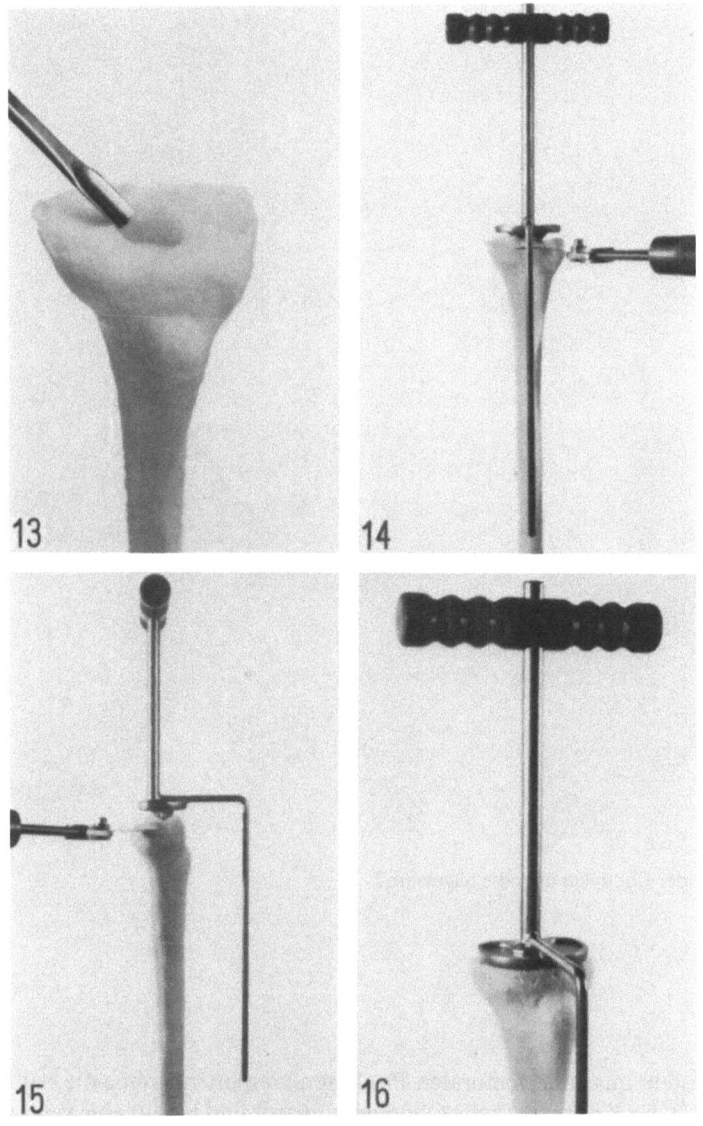

Abb. 39. Festlegung der tibialen Resektionsebene mit der Sägelehre 3

(Abb. 38, 10) stufenlos in das patellare Condylengleitlager übergeht. Die Condylen werden dann entsprechend der Form des Kurvenverlaufs der beiden Seiten des Mittelteils zurechtgeschnitten und dadurch den Auflageflächen der Gleitkufen der femoralen Komponente der Endoprothese angepaßt (Abb. 38, 10–12). Verschieden große, auf das Stielende aufgeschraubte Metallsterne dienen der Zentrierung des Zielgerätes und entsprechen den Zentriersternen aus Polyäthylen in der Original-prothese.

78

Sägelehre 3

Plateau und Stiel der Sägelehre 3 entsprechen den tibialen Komponenten der Endoprothese. An der Stelle des Führungsbolzens ist ein Handgriff angebracht. Ventral ist in der Mitte des Plateaus ein rechtwinklig nach distal verlaufender langer Visierstab angesetzt. Er verläuft in sagittaler und transversaler Ansicht parallel zum Schaft der Sägelehre. Über ein Bohrloch (Abb. 39, 13–16) etwa am Übergang vom vorderen zum mittleren Drittel der Eminentia intercondylica wird der Schaft der Sägelehre in die Markhöhle der Tibia eingeführt (Abb. 39, 14). Etwa in diesem Bereich schneidet die anatomische Tibiaachse die Gelenkfläche (Abb. 20 u. 21). Über den Visierstab kann die Längsachse des Unterschenkels in beiden Richtungen eingeschätzt werden. Stimmt der Visierstab mit dem Verlauf der Unterschenkelachse überein, so kann parallel zum senkrecht dazu stehenden Plateau die Resektion im Bereich des Tibiakopfes erfolgen (Abb. 39, 14 u. 15). Die Dicke des Resektates entspricht der Dicke des Tibiaplateaus und der Druckplatte. Bei stärkeren Beugekontrakturen kann eine umfangreichere Resektion sinnvoll sein.

7. Experimentelle Überprüfung

Durch die Implantation einer Endoprothese wird die Beanspruchung des verbleibenden Knochens verändert, indem Spannungszustände entweder quantitativ verändert werden oder andersartige Spannungen auftreten. Eine Veränderung des physiologischen Kraftflusses darf als eine der Ursachen einer biologischen Reaktion des Knochens aufgefaßt werden (Wolffsches Transformationsgesetz) [268]. Diese kann zur mechanischen Lockerung des Implantates durch Reaktionen an der Knochenimplantatgrenze führen. Bei jeder endoprothetischen Konstruktion sollte es daher ein vordringliches Ziel sein, das Ausmaß der Veränderungen des physiologischen Spannungszustandes so klein wie möglich zu halten. Hieran kann die Qualität einer Endoprothese gemessen werden. Nach Hüftgelenksersatz steht durch Spannungsänderungen, zum großen Teil bedingt durch den schwerwiegenden Eingriff der ersatzlosen Durchtrennung der Zugtrajektoren, die Veränderung des Kraftflusses ganz im Vordergrund, während der Bewegungsablauf jedoch weitgehend unverändert bleibt. Nach Kniegelenksersatz wird die physiologische Beanspruchung weniger beeinflußt, nicht zuletzt, weil das Kniegelenk weiterhin vorwiegend von wenig außermittig angreifenden axialen Kräften, die wenig Biegung verursachen, belastet wird. Dennoch verbleibt eine Störung, die um so kleiner ist, je exakter die natürlichen Bewegungsmöglichkeiten nachgeahmt werden und je wirkungsvoller die Torsionsbeanspruchung durch die Prothesenkonstruktion, beispielsweise durch einen Kupplungseffekt, gedämpft wird. Dies ist wiederum im Gegensatz zur Hüftendoprothetik auf dem vorgegebenen begrenzten Raum konstruktiv schwieriger zu verwirklichen [54, 56, 169, 196].

Die diesbezüglichen experimentellen Untersuchungen der vorgeschlagenen, mit Knochenzement zu befestigenden Kniegelenksendoprothese mit axialer Rotationsmöglichkeit, deren Tragelemente aus einer Kobalt-Chrom-Molybdän-Gußlegierung und deren Gleitelemente aus hochmolekularem Niederdruckpolyäthylen (UHMWPE) bestehen, wurden ausschließlich in Verbindung mit dem umgebenden Knochen durchgeführt; denn über die Brauchbarkeit einer Prothese entscheidet die Funktionstauglichkeit des Gesamtsystems Knochen-Zement-Endoprothese.

Die experimentellen Einrichtungen waren so konzipiert, daß sie neben der Meßwertermittlung die gedankliche Arbeit sinnvoll erleichtern konnten. Auf eine mehr oder weniger naturgetreue Simulierung des Belastungskollektivs wurde immer dann verzichtet, wenn dies bei der Entwicklungsarbeit nicht direkt der Problemlösung diente. Bei allen Untersuchungen wurde aber besonderer Wert darauf gelegt, die ungünstigsten Belastungen zu kombinieren.

Aufwendige Simulatoren dienen nicht so sehr der Entwicklung, als vielmehr der Testung eines entwickelten Prototypen. Zu erwähnen wären hier die ersten Simulatoren, deren Möglichkeiten noch stark eingeschränkt waren, indem sie nur die Belastung in Normalrichtung zuließen, wie die von Thull und Schalldach oder Shaw und Murray oder ein neuer Simulator mit umfassender Annäherung an natürliche Bedingungen, wie der von Stallforth und Ungethüm, ein Simulator, der neben Normalkräften im natürlichen Ablauf bezüglich der Beträge und der Zeitfolge auch Momente um die Tibialängsachse (Y-Achse) und um die Sagittalachse (X-Achse) sowie Bewegungen um die Unterschenkelachse zuläßt, ohne Zwangskräfte auftreten zu lassen [209, 220, 232]. Über die in alltäglichen und extremen Gangsituationen auftretenden Kräfte und Momente, die je nach Fragestellung in den speziellen, vereinfachten Testeinrichtungen zu verwirklichen waren, herrschen teilweise einheitliche, teilweise auch abweichende Auffassungen. Im Rahmen der Entwicklungsarbeit wurden die folgenden Maximalwerte zugrunde gelegt:

Als *axiale Gelenkkraft* wurde nach Morrison maximal das 5fache Körpergewicht angenommen. In den entsprechenden Einrichtungen ergab sie sich aus einem Körpergewicht von 75 kg und den im nachgeahmten Streckapparat zur Aufrechterhaltung der Gleichgewichtssituation zu erzeugenden Kräften in Abhängigkeit vom Beugewinkel sowie aus der Geometrie der experimentellen Einrichtung. *Querkräfte* in sagittaler und transversaler Richtung, die nach endoprothetischem Ersatz bestimmte Gelenkteile beanspruchen, wurden nach Morrison mit 1 300 N nach oben abgegrenzt. Das auftretende *varisierende Moment,* das Körpermoment um die sagittale Achse (X-Achse), betrug nach Groh und Morrison maximal 50 Nm. Es war simulierbar durch ein außermittiges Einwirken der axialen Gelenkkraft auf eine Wirkungslinie durch den inneren Condylus. Da Fehlimplantationen der Endoprothese zwar durch die Konstruktion weitgehend, jedoch bei unzulänglicher Operationstechnik nicht völlig auszuschließen sind, wurde das varisierende Moment in besonderen Untersuchungen bewußt vergrößert, indem die Wirkungslinie am inneren Condylus vorbeigeleitet wurde. Das *Moment um die Tibialängsachse* (Y-Achse) wurde nach Paul mit maximal 33 Nm angenommen. Ein *Moment um die transversale Achse* (Z-Achse) war in der Überstreckungssituation zu überprüfen. Die Belastungsachse wurde zu diesem Zweck vor den Drehpunkt für die Beugung verlagert [4, 81, 159, 160, 161, 177, 178, 181] (s. 3.7.5).

Um ungünstige Situationen erfassen zu können, wurde die Implantatlockerung bzw. eine Teillockerung im gelenknahen Abschnitt, eine Situation, in der die Schäfte allein die Beanspruchung aufnehmen müssen, nachgeahmt. Außerdem wurden der hypothetische Ausfall des die Gelenkmechanik entlastenden Tibiaplateaus aus UHMWPE, eine ungünstige Einbausituation in Varusfehlstellung und hohe Schubkräfte in sagittaler Richtung simuliert.

Während der Entwicklungsarbeit wurden die femorale und tibiale Komponente in einen Modellknochen aus Gießharz mit den annähernden Eigenschaften des natürlichen Knochens einzementiert. Bei den jeweiligen Abschlußuntersuchungen waren die Komponenten im natürlichen Knochen implantiert.

In den experimentellen Einrichtungen wurden getrennt ermittelt:

- Die Bewegungsmöglichkeiten der Endoprothese bei zügig und stoßartig aufgebrachter Belastung und deren Auswirkung auf das Gesamtsystem,
- die tribologischen Eigenschaften der Gleitelemente und
- die Beanspruchung der Systemkomponenten.

Bei allen Untersuchungen wurde als Hilfe und zur Überprüfung von rechnerischen Verfahren hauptsächlich die Dehnungsmeßstreifentechnik herangezogen. Spannungsoptik und holographischee Interferometrie standen für die Klärung von Detailfragen bereit. Wege und Winkel wurden mit den üblichen mechanischen und elektronischen Meßgeräten ermittelt.

Um die Endoprothese berechnen und funktionsgerecht gestalten zu können, mußten die mechanischen Eigenschaften der Prothesenwerkstoffe des verwendeten Knochenzementes, der Knochenkompakta und der Spongiosa bekannt sein. Es interessieren in erster Linie der Elastizitätsmodul, die maximal zulässige Flächenpressung und die Biegewechselfestigkeit (Tabelle 6) (s. 4.0).

7.1 Bewegungsmöglichkeiten der Rotationsendoprothese

Entsprechend der Hypothese, daß das Ausmaß der Kraftflußstörung im Restknochen nach Prothesenimplantation ein Maß für die Qualität einer endoprothetischen Konstruktion ist, und entsprechend der Auffassung, daß die Störung verkleinert wird, wenn neben der Beachtung anderer Parameter der natürliche Bewegungsablauf möglichst weitgehend nachgeahmt wird, galt es, neben physiologischer Lagerung der Achse für eine gute Beugebewegung ein annähernd physiologisches Rotationsverhalten um die Unterschenkellängsachse in der Konstruktion zu verwirklichen.

Die Lage der Beugeachse innerhalb der Condylen wurde nach den Angaben von Nietert und ihr Abstand zu den Prothesenstielen (= anatomische Beinachsen) auf-

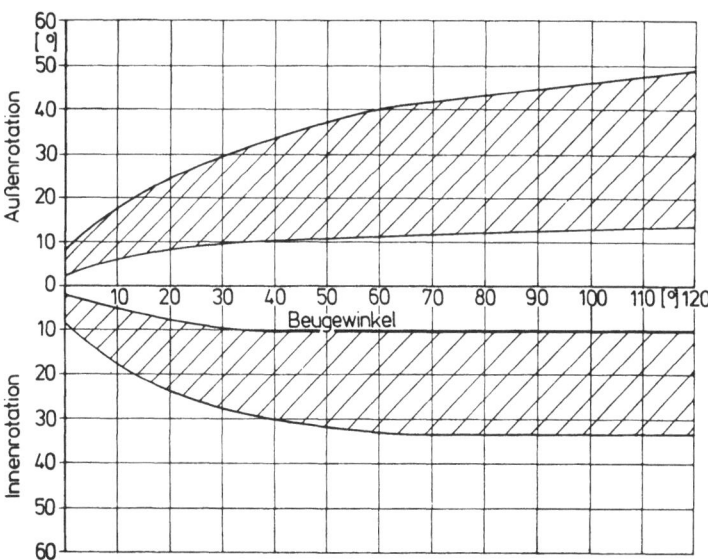

Abb. 40. Streubereich der Unterschenkelrotationsmöglichkeit gemäß verschiedener Literaturangaben

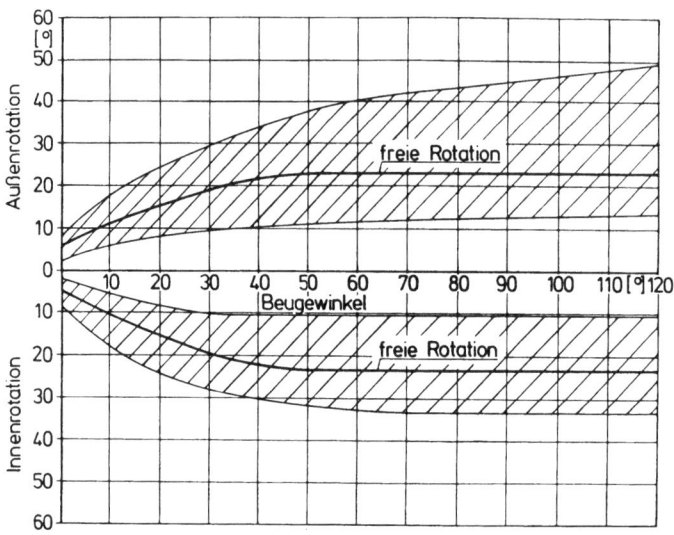

Abb. 41. Ausmaß der freien Unterschenkelrotation der Endoprothese innerhalb des Streubereiches

grund eigener Untersuchungen festgelegt. Dadurch wurde in dem Modell eine Beugebeweglichkeit bis 150° erreicht (s. 6.2.4).

Aus verschiedenen älteren und jüngeren Literaturangaben über das passive Ausmaß der Unterschenkelrotation des natürlichen Kniegelenkes in Abhängigkeit von der Kniebeugung (Abb. 23) ergibt sich ein Streubereich (Abb. 40), in dem die Verdrehmöglichkeit der Rotationsendoprothese liegen mußte. Entsprechend den Angaben der Gebr. Weber, Trent und Markolf und aus produktionstechnischen Gründen entschieden wir uns für eine gleichgroße Innen- und Außenrotation (Abb. 41) (s. 3.7.4 u. 6.2.3). Die Rotation sollte in jeder Beugestellung ohne festen Anschlag sanft gebremst werden. Grundlagen für das Dämpfungsverhalten waren Untersuchungsergebnisse von Walker, Hsieh, Wang, Markolf sowie eigene orientierende Einzeluntersuchungen über das Verhalten von Leichenknien [98, 141, 142, 143, 225, 253, 254] (weitere Lit. in 3.7.4).

In der endoprothetischen Konstruktion ist das Rotationsverhalten abhängig von der Form der ventralen Erhebung des tibialen UHMWPE-Plateaus und der Beschaffenheit der Radien der inneren Längskanten der Gleitkufen im ventralen Bereich. Die Formgebung war derart zu gestalten, daß das jeweilige Rotationsausmaß der Endoprothese ohne Berücksichtigung der in der Einbausituation im endoprothetisch versorgten Kniegelenk zusätzlich wirksamen anatomischen Strukturen einen *freien Anteil* beinhaltet, d. h. einen Bereich, in dem sich die Komponenten ohne wesentliches Abheben gegeneinander bewegen, ferner einen *gebremsten Anteil* enthält, d. h. einen Bereich, innerhalb dessen die ventrale innere Krümmung der entsprechenden Gleitkufe auf der ventralen Erhebung aufläuft und zu einem Abheben der femoralen von der tibialen Komponente führt (s. 6.2.3). Ausgehend von einer groben Form der Endoprothese mit jedoch weitgehend festgelegter Form der Gleitkufen, mit möglichst großen Radien der inneren ventralen Längskante, war durch

84

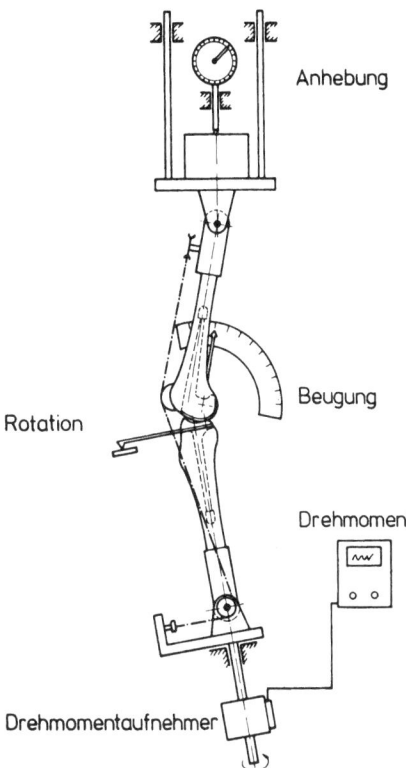

Anhebung

Beugung

Rotation

Drehmoment

Drehmomentaufnehmer

Abb. 42. Versuchsanordnung zur Ermittlung der Bewegungsmöglichkeit der
Rotationsendoprothese

Nacharbeit, insbesondere an der ventralen Auflagefläche des UHMWPE-Plateaus,
das gewünschte Rotations- und Dämpfungsverhalten einzurichten und anschließend zu vermessen.

7.1.1 Experimentelle Einrichtung und Versuchsdurchführung

In der experimentellen Einrichtung konnten die Rotationswinkel bei unterschiedlichen Beugewinkeln, das Abheben der femoralen von der tibialen Komponente im
Bereich der gebremsten Rotation sowie die zur Erzeugung der Rotation notwendigen aufgebrachten Drehmomente bei annähernder Nachahmung der natürlichen
Belastungsverhältnisse bestimmt werden (Abb. 42). Zur Erstellung der gewünschten
freien Rotation wurde schrittweise die Basis der ventralen Auflauffläche verschmälert und ggfs. wieder verbreitert. Abschließend wurde das freie Rotationsausmaß
für alle Beugegrade bestimmt. Die freie Rotation wurde dann als beendet angesehen, wenn die femorale Komponente eben meßbar von der tibialen Komponente
abhob. Dann wurde der Anstiegswinkel der Auflaufflächen so lange verändert, bis
er den Vorstellungen einer möglichst *sanft gebremsten Rotation* entsprach. Zur
quantitativen Erfassung des Dämpfungsverhaltens wurde das simulierte Bein mit
einem Körpergewicht von 75 kg belastet. Am künstlichen Kniegelenk entstand

durch Simulierung des Streckapparates in Abhängigkeit von der Geometrie der Einrichtung eine dem 3- bis 5fachen Körpergewicht entsprechende Kniegelenksbelastung. Der bei verschiedenen Beugewinkeln zur Verdrehung notwendige Momentenverlauf wurde ermittelt.

7.1.2 Meßergebnisse

Die Zuordnung der ermittelten Rotationswinkel zu den Beugewinkeln ergab, daß die erzielte freie Rotation im Streubereich der Literaturangaben lag. Somit war das Kniegelenk in Streckstellung bis auf einen Spielraum von etwa ± 2° rotationsstabil; bei Beginn der Beugung erfolgte eine rasche Freigabe der Rotation, das Maximum der Rotationsfreiheit von ± 22° war schon frühzeitig bei einem Beugewinkel von 50° erreicht. Danach traten keine wesentlichen Änderungen mehr ein (Abb. 41).

Das Rotationsverhalten im Bereich der freien und insbesondere der gebremsten Rotation unter Belastungsbedingungen war erkennbar, indem die Abhängigkeit der zügig aufzubringenden Drehmomente von den dadurch erzeugten Rotationswinkeln in unterschiedlichen Beugestellungen gezeigt wurde (Abb. 43):

- Mit zunehmender Beugung wuchs das zur Überwindung der freien Rotation notwendige Drehmoment, weil aufgrund erhöhter Gelenkbelastung der Gleitreibwiderstand anstieg.

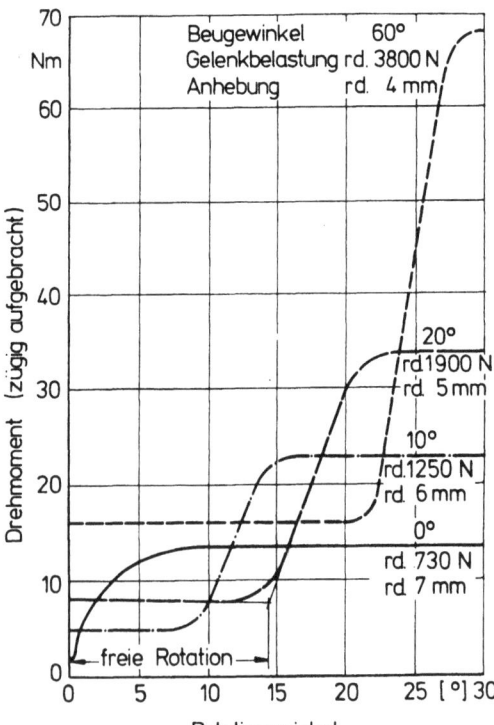

Abb. 43. Zum Verdrehen der tibialen Komponente notwendige Momente in Abhängigkeit vom Rotations- u. Beugewinkel unter Belastungsbedingungen

86

– Die Zunahme der freien Rotation mit der Beugung war an der Verschiebung des Beginns des Kurvenanstiegs ablesbar.
– Die Bremsung der Rotation wird durch den Kurvenanstieg ausgedrückt. Bei größerer Beugung ergab sich durch erhöhte Gelenkbelastung und dadurch verstärkte Bremswirkung der Schräge der Auflaufflächen ein geringfügig steilerer Verlauf.
– Die maximal bewirkte Anhebung der femoralen Komponente war mit zunehmender Beugung geringer, da die Auflaufflächen pyramidenförmig von ventral nach dorsal abfallen.
– Bis zur Beugung von 60° lagen alle Momente, die in der Lage waren, den Gleitwiderstand zu überwinden, unter 33 Nm, also im Bereich der physiologisch auftretenden Momente. Ebenfalls in diesem Bereich setzte die prothesenabhängige Bremsung der Rotation ein.

Zu berücksichtigen ist, daß die Versuchsanordnung technisch trocken war, so daß zu erwarten ist, daß im feuchten Milieu niedrigere Momente den Gleitwiderstand überwinden; ferner, daß in der Versuchsanordnung der restliche bzw. regenerierte Kapselbandapparat nicht simuliert wurde, jedoch in vivo im gesamten Rotationsbereich zusätzlich wirksam ist.

7.1.3 Bewertung der Ergebnisse

Die Standsicherheit wird durch Rotationsstabilität in Streckstellung gewährleistet, ein gewisser Spielraum dient der Dämpfung von Drehmomenten auch bei Streckung. Eine frühzeitige und großzügige Freigabe der Rotation bei Beugung entspricht dem physiologischen Verhalten des Kniegelenkes (s. 3.7.4 u. 6.2.3). In der experimentellen Einrichtung führten physiologische Drehmomente zu einer Nutzung der freien Rotation und des Dämpfungsmechanismus, bzw. es wurde eine gewisse Bremsung der Rotation im Bereich der freien Rotation durch den Gleitwiderstand und eine kräftigere Bremsung im Bereich der gebremsten Rotation durch das Abheben der femoralen Komponente und somit Erhöhung der Lageenergie der auf dem Gelenk lastenden Körpermasse im Bereich der physiologischen Momente erzielt. In vivo dürften diese Eigenschaften einerseits durch einen noch niedrigeren Gleitwiderstand im feuchten Milieu, andererseits durch eine zusätzliche Hemmung der Rotation durch das Kapselbandregenerat sowohl im Bereich der freien als auch der gebremsten Rotation überlagert sein. Besonders letzteres ist gewünscht, und in der Praxis nachweisbar. Klinische Nachuntersuchungen haben gezeigt, daß die passive Unterschenkelrotation in den verschiedenen Beugestellungen im Regelfall schon vor Abschluß des möglichen freien Rotationsausmaßes beendet ist, und zwar durch die zunehmende innere Spannung im Kapselbandapparat. Dies bedeutet, daß die gebremste Rotation als eine Reservefunktion in der Konstruktion aufzufassen ist, die entweder bei außergewöhnlich hohen äußeren Momenten oder außergewöhnlich laxem Kapselbandapparat als Schutzmechanismus wirksam wird. Dies bedeutet ferner, daß die Energie aus äußeren Drehmomenten unter normalen Bedingungen im wesentlichen in den Kapselbandapparat und weniger in die Prothese und damit letztlich in die Verankerung und in den Knochen eingeleitet wird. Dies ist erst unter extremen Bedingungen – große Drehmomente und/oder laxer Bandapparat – der Fall, weil dann der Mechanismus der gebremsten Rotation verstärkt in den Vordergrund treten könnte, dann allerdings auch in einer das Verbundsystem schonenden Art (s. 6.2.3 u. 7.2).

7.2 Beanspruchung der Systemkomponenten bei stoßartiger Belastung

Nach Erstellung einer annähernd physiologischen Rotation um die Unterschenkellängsachse galt es, die Auswirkungen dieser Protheseneigenschaft auf die Beanspruchung des verbliebenen Knochens zu prüfen.

In allen Gangsituationen (sowohl beim normalen Gang als auch bei extremen Situationen, wie z. B. bei Drehstürzen, treten axiale Rotationen und Torsionsmomente im Kniegelenk wie im Ober- und Unterschenkelknochen auf. Es ist zu erwarten, daß nach endoprothetischem Ersatz des Kniegelenkes in Abhängigkeit von der Kupplungsfunktion des verwendeten Modells die Beanspruchungen verändert werden, und zwar dürfte eine eingeschränkte Kupplungsfunktion zu erhöter, eine gesteigerte Kupplungsfunktion zu verringerter Beanspruchung führen. Neben einer möglichen Überbeanspruchung des Knochens selbst dürfte von der Qualität der Kupplung die Beanspruchung durch Biegung, Zug, Druck und Schub abhängen. Es wird angenommen, daß erhöhte Beanspruchungen des Knochens zu Frakturen (z. B. Drehbrüche des Femurs bei Stürzen), erhöhte Beanspruchung der Verankerung zur Schädigung der Knochenzementgrenze (Teilfaktor für die Prothesenlockerung) führen können.

Wirksame Kupplungselemente im natürlichen Kniegelenk sind als äußere Elemente die Seitenbänder, die Gelenkkapsel und die umgebenden Muskeln und Sehnen, als innere Elemente die Kreuzbänder, der Knorpel und die Menisci mit ihren bezüglich des Gleitreibverhaltens und der Formanpassung hochdifferenzierten Materialeigenschaften und die spezielle Formgebung der Gelenkoberflächen. Durch Implantation einer Schlittenendoprothese (z. B. dem Modell „St. Georg", einem Oberflächenersatz mit 6 Freiheitsgraden) werden die vorhandenen äußeren Kupplungselemente erhalten, die inneren durch vereinfachte Prothesenelemente ersetzt. Es verbleibt jedoch eine günstige Kupplungsfunktion. Durch die Implantation einer totalen Scharnierendoprothese (z. B. Modell „St. Georg", 2. Generation oder andere Scharniersysteme einer Konstruktion mit nur einem Freiheitsgrad) wird die Kupplungsfunktion vollständig aufgehoben, wenn von der Auswirkung des Spiels im System und seiner Verformbarkeit abgesehen wird. Die verbliebenen Kupplungselemente, der restliche bzw. regenerierte Kapselbandapparat, werden funktionell nicht wirksam. Durch zusätzliches Einbringen einer Rotationsmöglichkeit um die Y-Achse in die Scharnierendoprothese, also durch erneutes Einbringen einer Kupplungsfunktion, sollte eine den natürlichen Kraftübertragungsbedingungen annähernd angepaßte Situation geschaffen werden. Nach Implantation einer Scharnierendoprothese mit axialer Rotationsmöglichkeit (Endo-Modell) bleiben die äußeren Kupplungselemente (Regenerat der Seitenbänder, Gelenkkapsel, Muskel- und Sehnenmanschette) im Vergleich zur Scharnierendoprothese nicht nur anatomisch, sondern auch funktionell teilweise erhalten; die inneren Kupplungselemente werden wie bei der Schlittenendoprothese durch vereinfachte Elemente mit günstigen Gleitreibeigenschaften („low-friction" Prinzip) und in Abweichung von der von uns entwickelten und als biomechanisch günstig beurteilten Art der Schlitten-endoprothese mit planem Tibiaplateau durch ein die Rotation sanft bremsendes, gewölbtes Tibiaplateau ersetzt.

Es wird angenommen, daß nach Implantation Energie aus Drehimpulsen im Bereich der freien Rotation durch die restlichen äußeren Kupplungselemente und den Gleitwiderstand und im Bereich der gebremsten Rotation zusätzlich durch das Abheben der femoralen von der tibialen Komponente teilweise aufgezehrt wird und auf diese Weise Knochen und Verankerung weniger beansprucht werden. Dies wird nachgewiesen, wenn in einer geeigneten Versuchsanordnung gezeigt werden kann, daß stoßartig eingeleitete Drehimpulse um die Unterschenkellängsachse die Systemkomponenten nach Implantation einer Rotationsendoprothese weniger beanspruchen als nach Implantation einer Scharnierendoprothese. Zur Orientierung wurde das Stoßverhalten eines natürlichen Kniegelenkes mit intaktem Kapselband-apparat vergleichend mituntersucht.

7.2.1 Experimentelle Einrichtung und Versuchsdurchführung

In der experimentellen Einrichtung war die Tibia mit implantierter tibialer Prothesenkomponente drehbar, das Femur mit implantierter femoraler Komponente drehfest gelagert (Abb. 44). Die auf dem Gesamtsystem ruhende Körpermasse, die durch Simulierung des Streckapparates die vom Beugewinkel und von der Geometrie der Einrichtung abhängige Gelenkbelastung induzierte, konnte in vertikaler

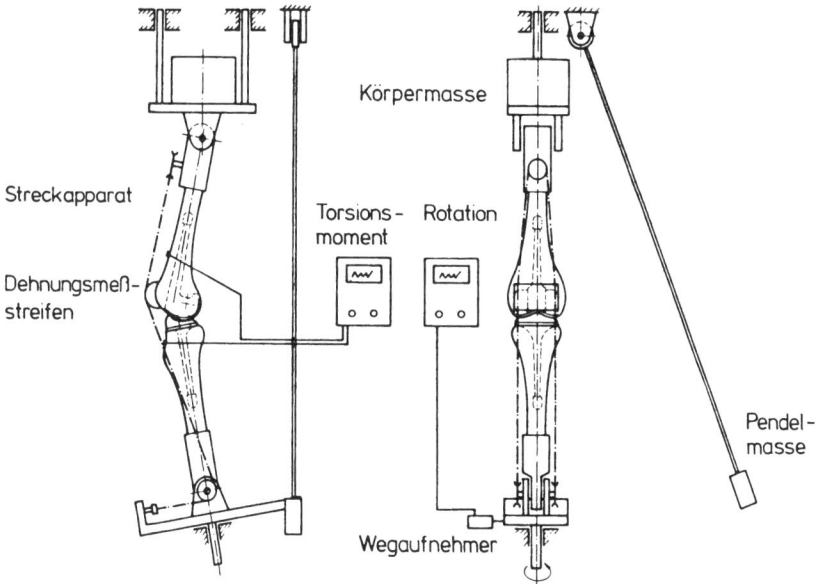

Abb. 44. Versuchsanordnung zur Ermittlung der Beanspruchung des Verbundsystems bei stoßartig eingeleiteten Torsionsmomenten

Richtung angehoben werden. Der Beugewinkel war stufenlos einstellbar. Die Kupplungsfunktion des Kapselbandapparates wurde vernachlässigt, so daß im wesentlichen die Kupplungsfunktion der endoprothetischen Konstruktion überprüft wurde. Die stoßartigen Impulse, die Stoßenergie, wurde tangential in die Tibia in verschiedenen Beugestellungen eingeleitet. Die dadurch erzeugten Rotationswinkel der Endoprothese wurden über einen Wegaufnehmer bestimmt. Während des Stoßvorganges wurden an ausgewählten Stellen die Werkstoffdehnungen des die Prothesenkomponenten umgebenden Knochens gemessen. Diese Dehnungen waren ein Maß für die auf den Knochen einwirkenden Torsionsmomente. Mit Hilfe statischer Eichungen konnten den Dehnungen entsprechende Torsionsmomente zugeordnet werden. Die Abhängigkeit des Torsionsmomentenverlaufs von den durch den Impuls bewirkten Verdrehwinkeln im Gelenk wurde registriert und ausgewertet.

Als Masse, die auf der simulierten Extremität ruhte, wurden 75 kg gewählt. Durch Nachahmung des Streckapparates, der diese Masse im Gleichgewicht hielt, entstanden unterschiedliche, von der Kniebeugung und der Geometrie der experimentellen Einrichtung abhängige, errechenbare und direkt meßbare axiale Gelenkbelastungen, und zwar in der Zuordnung der Beugewinkel 0°, 10°, 20° zu den Gelenkbelastungen 730 N, 1 250 N, 1 900 N. Als Beugewinkel wurden die Einstellungen 0°, 10° und 20° verwendet, da diese den Bereich des normalen Ganges weitgehend abdecken. Größere Beugewinkel verändern die Kupplungsfunktion des Gelenkes prinzipiell nicht mehr wesentlich, da das Maximum der freien Rotation schon frühzeitig erreicht wird und danach der Mechanismus der gebremsten Rotation im wesentlichen unverändert bleibt, wenn von der Auswirkung einer erhöhten Gelenkbelastung bei stärkerer Beugung abgesehen wird. Die Scharnierendoprothese brauchte lediglich in Streckstellung geprüft zu werden, da sie in jeder Winkelstellung die gleiche ungenügende Kupplungsfunktion erwarten läßt. Der Impuls wurde über ein Pendel mit unterschiedlicher Masse, die aus einer Fallhöhe von 0,8 m mit einer Auftreffgeschwindigkeit von 4 m/sec. auf einen Ausleger am Unterschenkelknochen aufprallte, eingeleitet.

Bei der Untersuchung der Rotationsendoprothese und des natürlichen Kniegelenkes mit erhaltenem Kapselbandapparat betrug die Stoßenergie 7,5 Nm, bei der Scharnierendoprothese 0,5 Nm. Unterschiedlich deshalb, weil höhere Energien möglicherweise bei Verwendung der Scharnierendoprothese zu Zerstörungen der Versuchsanordnung geführt hätten und kleine Energien bei Verwendung der Rotationsendoprothese das Dämpfungsverhalten nicht akzentuiert genug gezeigt hätten. Ausgewählte Meßstellen waren Punkte auf der Oberfläche der Corticalis, sowohl der Tibia als auch des Femurs. Theoretisch entstehen bei senkrecht gestellter Tibia in der Tibia nur Torsionsmomente, im gebeugten Femur jedoch eine Überlagerung der dort erzeugten Torsionsmomente durch Biegemomente. Die Abweichung in den mit Dehnungsmeßstreifen registrierten Werten betrug hier jedoch weniger als 10%. Im Folgenden werden nur die Verhältnisse am Unterschenkel demonstriert.

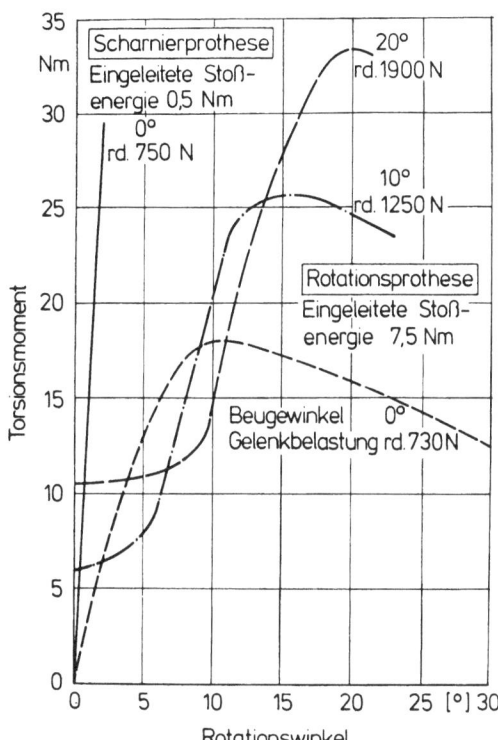

Abb. 45. Im Verbundsystem auftretende Torsionsmomente bei stoßartiger Belastung in Abhängigkeit vom Rotations- u. Beugewinkel, Vergleich zwischen Scharnier- u. Rotationsendoprothese

7.2.2 Ergebnisse

Abbildung 45 zeigt die Abhängigkeit der den Knochen und die Prothesenveranke-rung beanspruchenden Torsionsmomente im Tibiaschaft vom Rotationswinkel während eines Stoßvorganges, und zwar für die Scharnierendoprothese unter dem Einfluß der eingeleiteten Stoßenergie von 0,5 Nm in Streckstellung, für die Rotationsendoprothese unter dem Einfluß der eingeleiteten Stoßenergie von 7,5 Nm in den Beugewinkeln 0°, 10° und 20°, verbunden mit den entsprechenden sich steigernden axialen Gelenkbelastungen von 730 N, 1250 N und 1900 N.

Bei der Scharnierendoprothese erfolgte ein sofortiger steiler Anstieg des Torsionsmomentes auf 30 Nm unter dem Einfluß einer Stoßenergie von nur 0,5 Nm; der erzeugte kleine Rotationswinkel entsprach dem Spiel und der Torsionssteifigkeit der Systemglieder.

Bei der Rotationsendoprothese stiegen die Torsionsmomente unter dem Einfluß einer Stoßenergie von 7,5 Nm im Bereich der freien Rotation zunächst langsam an. Die initialen Momente entstanden durch den zu überwindenden Gleitwiderstand und waren um so größer, je stärker das Knie gebeugt war, da damit die Gelenkbelastung zunahm. Dem Bereich der gebremsten Rotation entsprach ein steilerer Anstieg des Momentenverlaufs bis zu einem Maximum. Die Maxima waren um so größer, je stärker die Beugung war, da die bremsende Wirkung des Auflaufmechanismus mit größerer Beugung und damit höherer Gelenkbelastung effektiver wurde. Die Momente fielen danach wieder ab, weil die eingeleitete Energie aufgezehrt war. Die erzeugten maximalen Rotationswinkel waren mit zunehmender Beugung kleiner, weil bei großer Beugung und damit höherer Gelenkbelastung die eingeleitete Energie durch größere erzeugte Torsionsmomente früher aufgezehrt wurde. Die Flächen unter den Torsionsmomentenkurven repräsentieren die verrichtete Arbeit und waren gleichgroß, weil die eingeleitete Stoßenergie gleichgroß war. Das größte erzeugte Torsionsmoment lag nur wenig über 30 Nm. Beim natürlichen Kniegelenk mit intaktem Kapselbandapparat stieg das Torsionsmoment bei allen Beugewinkeln unter dem Einfluß einer Stoßenergie von 7,5 Nm nicht auf Werte über 10 Nm an.

7.2.3 Bewertung der Ergebnisse

Beim Vergleich der Torsionsbeanspruchung nach Implantation der Scharnierendoprothese mit der Situation nach Einbau der Rotationsendoprothese wurde offensichtlich, daß etwa die gleiche Torsionsbeanspruchung von 30 Nm nur dann auftrat, wenn die 15fache Stoßenergie eingeleitet wurde, und dies auch nur bei einer Beugung von 20°, also bei erhöhter Gelenkbelastung. Bei geringerer Beugung war die Beanspruchung vergleichsweise geringer. Nach Implantation einer Rotationsendoprothese beanspruchen somit stoßartig eingeleitete Drehimpulse das Verbundsystem um ein Vielfaches geringer als nach Implantation einer Scharnierendoprothese. Die Qualität des Kupplungseffektes eines natürlichen Kniegelenkes wird nicht erreicht. Jedoch dürften bei Gewalteinwirkung und Dauerbelastung sowohl der Knochen als auch die Fügestellen der Verbundkomponenten wirkungsvoll geschont werden.

Im Einbauzustand in vivo dürfte mit einem niedrigeren Gleitwiderstand zu rechnen sein, ferner dämpfte der erhaltene bzw. regenerierte Kapselbandapparat zusätzlich. Bereits im Bereich der freien Rotation und darüber hinaus im Bereich der gebremsten Rotation – sollte dieser im Sinne einer Reservebremsung wirksam werden – zehrt er Energie auf. Bei einer Scharnierendoprothese kann der Kapselbandapparat wegen der fehlenden Rotation funktionell nicht wirksam werden.

7.3 Gleitverschleißeigenschaften des Tibiaplateaus

Von den vier Gleitstellen[1] tragen die beiden Gleitkufen in Verbindung mit dem UHMWPE-Tibiaplateau die Hauptlast. Die übrigen Gleitelemente übernehmen größtenteils nur Führungs- und spezielle Stützaufgaben.

Da die Verschleißintensität nicht nur von der Länge der zurückgelegten Gleitstrecke, sondern entscheidend von der Höhe der auftretenden Flächenpressung abhängt, empfal es sich, zuerst die zu erwartende Flächenpressung in der Kontaktzone Gleitkufen-Plateau zu ermitteln, um im Vergleich zu den in Modelluntersuchun-

---

1 In der Endoprothese artikulieren die metallene Querachse in UHMWPE-Buchsen, der metallene, seitlich abgeflachte Teil des T-Stückes mit den UHMWPE-Flächen, die den Hohlraum in der femoralen Komponente auskleiden, der Führungszapfen in der UHMWPE-Buchse und ihr Flansch mit dem metallenen Tibiaplateau, die Gleitkufen mit dem UHMWPE-Plateau

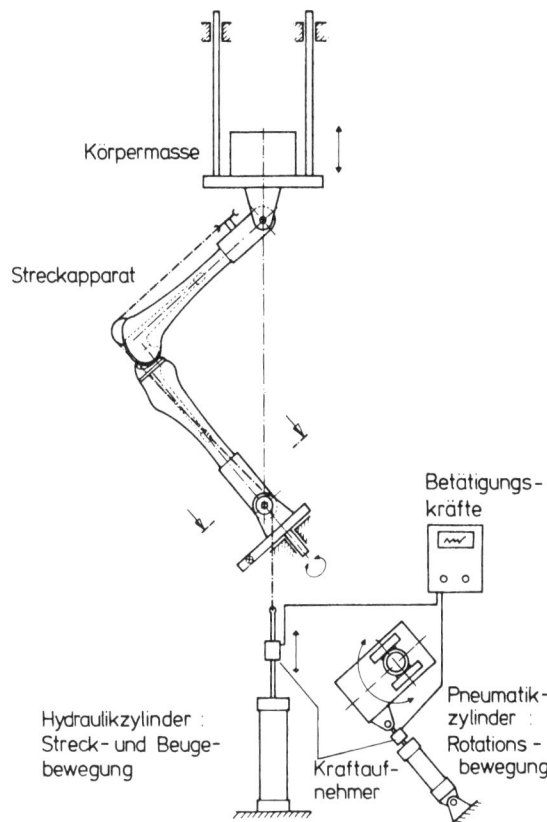

Abb. 46. Versuchsanordnung zur Ermittlung der Gleit-Verschleiß-Eigenschaften des Tibiaplateaus

gen (Stift-Scheibe) gefundenen Verschleißkennwerten den zu erwartenden Gleitverschleiß abschätzen zu können. Als Gleitstrecke, die sich aus Beuge- und überlagerter Rotationsbewegung zusammensetzt, wurde die beim normalen Gang auftretende Strecke angenommen, weil darüber hinausgehende Bewegungen selten ausgeübt werden und das Plateau nur kurzzeitig höher beanspruchen. Auf eine exakte Simulierung der Zuordnung von Rotations- und Beugewinkeln und Belastungen entsprechend dem natürlichen Gangablauf wurde verzichtet, da vorhandene Ganganalysen hierüber nur unzureichend Auskunft geben, eine dementsprechende Apparatur sehr aufwendig wäre und prinzipiell das Verschleißverhalten dadurch nicht besser erkannt werden kann. Vielmehr war Wert darauf zu legen, die maximal auftretenden Flächenpressungen mit langen Wegstrecken zu kombinieren, um die für den Verschleiß ungünstigsten Bedingungen zu erzeugen.

Die übrigen Lagerstellen waren indirekt abzuschätzen, indem die Ergebnisse einzelner Dehnungsmessungen an metallenen Teilen der Gelenke, insbesondere des Führungszapfens, und spannungsoptische Untersuchungen verwertet wurden.

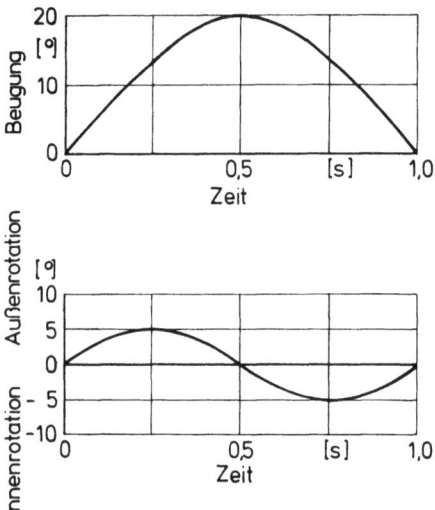

Abb. 47. Zuordnung von Beuge- u. Rotationsbewegung bei der Ermittlung der Gleit-Verschleiß-Eigenschaften des Tibiaplateaus

7.3.1 Experimentelle Einrichtung und Versuchsdurchführung

In der experimentellen Einrichtung ließen sich Streckung und Beugung hervorrufen, indem im mit der Körpermasse von 75 kg belasteten endoprothetisch versorgten Ersatzbein die Spannung im simulierten Streckapparat verändert wurde. Gleichzeitig ließ sich der Unterschenkel gegenüber dem Oberschenkel in beide Richtungen verdrehen (Abb. 46). Die exakte Bestimmung des Spannungszustandes in der Kontaktzone von Gleitkufe und UHMWPE-Tibiaplateau ist kaum möglich. Insbesondere Fließvorgänge und die beim Gleiten auftretenden Tangentialbelastungen erschweren die Ermittlung der Beanspruchung des Plateaus. Die mittlere Flächenpressung ließ sich jedoch mit Hilfe von gezielt angesetzten Überschlagsberechnungen hinreichend genau feststellen. Dabei dienten Druckmeßfolien der Ermittlung der tragenden Plateauflächen, jedoch auch der quantitativen Überprüfung dieser Flächenpressungen.

Die Untersuchungen wurden mit der Ermittlung der mittleren Flächenpressung in Abhängigkeit von einer rotationsfreien Gelenkbelastung bei einer Beugung von 20° begonnen. Die Belastung wurde stufenweise erhöht und wirkte jeweils 5 Minuten ein. Die sich ausbildende tragende Fläche wurde vermessen und die mittlere Flächenpressung errechnet.

Bei der folgenden Untersuchung wurden Beugung und Rotation unter Last kombiniert. Die Frequenz betrug 1 Hz, das Gleitsystem war technisch trocken. Es herrschte eine Raumtemperatur von 22–26 °C. Eine maximale Beugung von 20° wurde mit einer Rotation von ± 5° kombiniert, was in etwa den Bewegungsausmaßen beim normalen Gang entspricht. Das für die Verdrehung notwendige Moment erreichte 13 Nm, dabei war das Gelenk maximal mit 1 900 N belastet. Während einer Beugebewegung lief die Rotation so ab, daß höchste Gelenkbelastung (bei maximaler Beugung) mit hoher Gleitgeschwindigkeit zusammentrafen (Abb. 47).

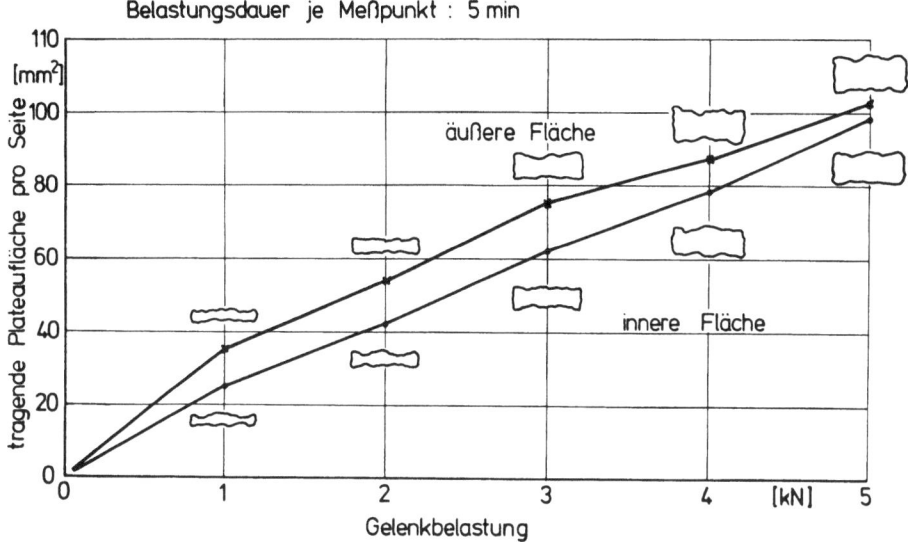

Abb. 48. Tragende Flächen im Tibiaplateau in Abhängigkeit von statischer Gelenkbewegung

Es wurden im Plateau Tragbilder erkennbar. Wenn diese sich nicht mehr wesentlich veränderten, wurde der Prüflauf abgebrochen. Diese Tragbilder sind durch die Bewegung etwas größer als die zu einem festgehaltenen Zeitpunkt während des Bewegungsablaufs effektiv tragenden Flächen. Diese wurden während eines zwischenzeitlichen Stillstandes während des Prüflaufs mit Druckmeßfolien gemessen. Aus der tragenden Fläche und der bekannten Gelenkbelastung konnte schließlich die dauerbelastende mittlere Flächenpressung, die für die Höhe des auftretenden Gleitverschleißes verantwortlich ist, errechnet werden.

Über diese Untersuchungen hinaus wurde noch reine Rotation mit Streckstellung, große Rotation mit kleiner Beugung, kleine Rotation mit großer Beugung sowie große Rotation mit großer Beugung in verschiedenen Phasenverschiebungen kombiniert. Zusätzlich wurde eine Varusstellung simuliert, um ungünstige Bedingungen zu schaffen.

Mit Hilfe der nach der Stift-Scheibe-Methode bei ähnlicher tribologischer Beanspruchung gefundenen Gleitverschleißintensität von UHMWPE wurde abschließend aus Gleitverschleißintensität und geschätzter Gleitstrecke der zu erwartende jährliche Verschleiß rechnerisch abgeschätzt.

7.3.2 Meßergebnisse

Wie Abb. 48 zeigt, vergrößerten sich die tragenden Plateauflächen bei *statischer Belastung* nicht im gleichen Verhältnis wie die Gelenkbelastung. Bei höheren Belastungen sorgten die viskoelastischen Eigenschaften des UHMWPE für eine gleichmäßigere Lastverteilung in der Kontaktzone. Die Unterschiede zwischen den

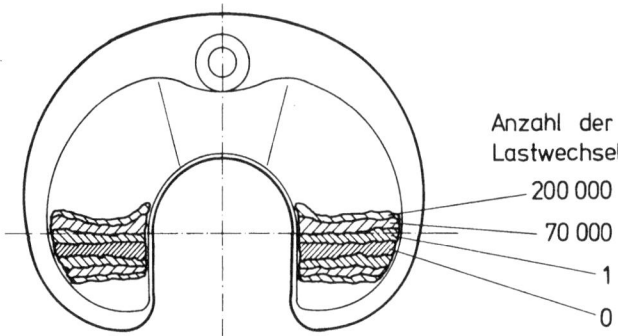

Anzahl der
Lastwechsel

200 000

70 000

1

0

Abb. 49. Im Tibiaplateau erkennbare Tragbilder bei dynamischer Belastung in Abhängigkeit von der Anzahl der Lastwechsel (übereinanderprojiziert)

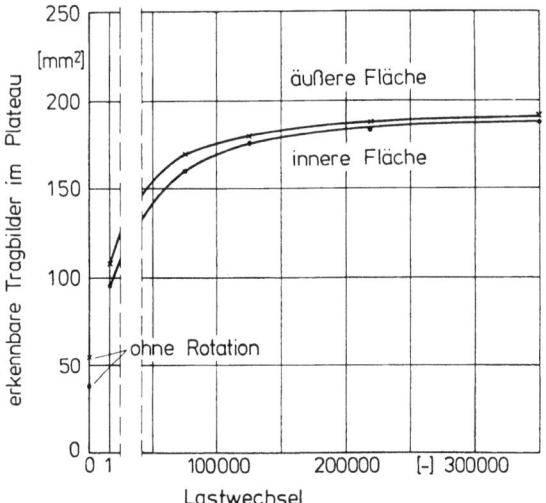

Abb. 50. Größen der im Tibiaplateau erkennbaren Tragbilder bei dynamischer Belastung in Abhängigkeit von der Zahl der Lastwechsel

inneren und äußeren tragenden Plateauflächen ergaben sich, weil aus fertigungstechnischen Gründen eine exakte kongruente Ausführung räumlich gekrümmter Gleitkufen kaum möglich, aber auch nicht nötig ist; denn nach kurzer Belastungsdauer wird dank des Verformungsverhaltens des Plateauwerkstoffes eine zufriedenstellende Anpassung erzielt.

Abb. 49 zeigt übereinanderprojiziert die im Tibiaplateau erkennbaren Tragbilder bei *dynamischer Belastung,* d.h. bei überlagerter Beugung und Rotation gem. Abb. 47 für die jeweilige Zahl der Lastwechsel. Die größten Tragbilder pro Seite sind in Abhängigkeit von der Zahl der Lastwechsel in Abb. 50 dargestellt. Für den

Lastwechselfall 0 wurde der statische Wert für eine Gelenkbelastung von 1,9 KN ohne Rotation aus der Abb. 48 übernommen. Nach einem Lastwechsel, d. h. dem Durchlaufen einer Beugung und Rotation stieg die Größe des erkennbaren Tragbildes auf den doppelten Wert an, vergrößerte sich dann anfangs relativ schnell. Ab etwa 70 000 Lastwechseln verlangsamte sich die Zunahme stetig. Oberhalb von 200 000 Lastwechseln war eine Vergrößerung kaum noch meßbar. Bei den Entwicklungsarbeiten wurde der Versuch bei etwa 400 000 Lastwechseln abgebrochen. Während dieser Untersuchung in technisch trockenem Zustand war ein Plateauverschleiß nicht meßbar.

Während die Tragbilder mit dem Auge erkennbar waren, ließen sich die innerhalb dieser Flächen liegenden, zu einem bestimmten Zeitpunkt während des Bewegungszyklus beaufschlagenden Flächen, die eigentlich tragenden Flächen, nach Anhalten des Bewegungsablaufs mit Druckmeßfolien ermitteln. Sie waren die repräsentativen Flächen für die Berechnung der jeweils vorhandenen Flächenpressungen.

Aus den so ermittelten Flächen unter statischen und dynamischen Bedingungen ergaben sich die mittleren Flächenpressungen in Abb. 51.

Bei Steigerung der statischen Belastung stieg die Flächenpressung zunächst stärker an, oberhalb einer Gelenkbelastung von 1,9 KN vergrößerte sich der Wert nur noch wenig über 21 N/mm² (Abb. 51 li.) Die Fließgrenze von UHMWPE liegt bei 25 N/mm².

Während der dynamischen Belastung paßten sich die Kontaktflächen der Gleitpartner immer besser an. Die mittlere Flächenpressung fiel innerhalb von 70 000 Bewegungen von 21 N/mm² auf 12 N/mm² ab. Die niedrigste auftretende mittlere Flächenpressung betrug 11 N/mm² (Abb. 51 re.).

Die nach der Stift-Scheibe-Methode ermittelte Verschleißintensität von UHMWPE – darunter ist die Verschleißtiefe pro km Gleitstrecke zu verstehen – ist abhängig von der mittleren Flächenpressung (Abb. 52). Bei einer mittleren Flächen-

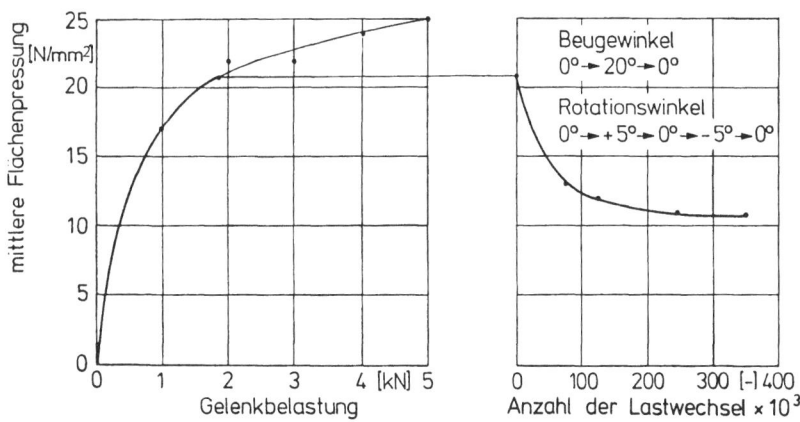

Abb. 51. Mittlere Flächenpressungen im Tibiaplateau unter statischer Belastung in Abhängigkeit von der Gelenkbelastung (links), unter dynamischer Belastung in Abhängigkeit von der Anzahl der Lastwechsel (rechts)

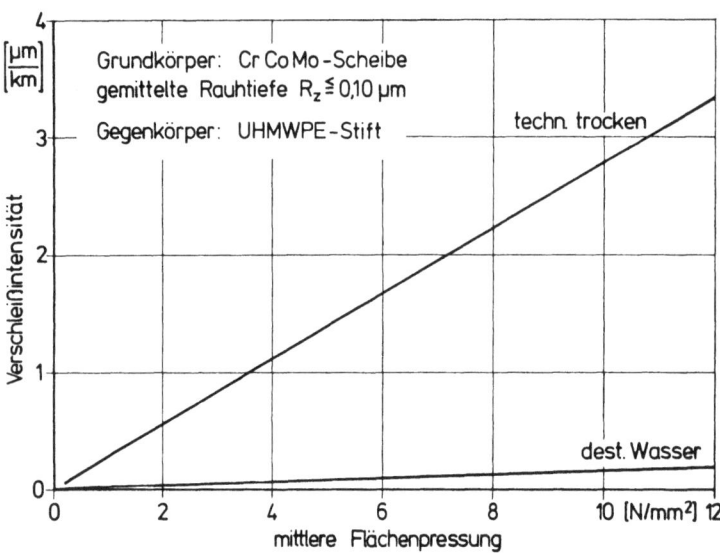

Abb. 52. In der Stift-Scheibe-Apparatur ermittelte Verschleiß-Intensität in Abhängigkeit von der mittleren Flächenpressung

pressung von 11/mm² sowie bei technisch trockenen Gleitpartnern betrug die Verschleißintensität rund 3 µm pro km.

Wird angenommen, daß bei einem Doppelschritt von rund 1,5 m die Gleitkufen auf dem Tibiaplateau eine Gleitstrecke von 10 mm zurücklegen, und wenn weiterhin angenommen wird, daß jährlich 365×6 km = 2190 km gegangen werden, beträgt die Gleitstrecke zwischen Schlitten und Plateau ungefähr 14,6 km. Pro Jahr würde das UHMWPE-Plateau in der belasteten Zone demnach um etwa 44 µm dünner werden. Nach 30jähriger Implantationsdauer betrüge die Dickenabnahme des Plateaus theoretisch 1,3 mm [25].

Die Untersuchungen anderer Bewegungsabläufe und ungünstigerer Belastungsverhältnisse ergeben keine höheren Flächenpressungen. Die rechnerische Abschätzung des zu erwartenden Gleitverschleißes in den übrigen Lagerstellen ergab selbst bei Ausfall des Tibiaplateaus – einer Situation, in der die anderen Lagerstellen die Last allein tragen – noch vertretbar niedrige Verschleißwerte, da die dort auftretenden mittleren Flächenpressungen aufgrund eines großflächigen Kontaktes niedrig und die beim Gehen auftretenden Gleitstrecken kurz sind.

7.3.3 Bewertung der Ergebnisse

Die ermittelte Gleitverschleißintensität und der zu erwartende Gleitverschleiß im untersuchten Gelenk zwischen Gleitkufen und UHMWPE-Plateau lag in vertretbaren Grenzen, so daß eine genügend lange Lebensdauer angenommen werden kann. Die Ergebnisse korrelieren mit den Erfahrungen, die nach Vermessung reoperierter

Hüftpfannen gewonnen wurden. Es ist zu berücksichtigen, daß grundsätzlich die oberen Grenzwerte der Beanspruchung angenommen wurden und daß ein feuchtes Körpermilieu günstigere Resultate erwarten läßt. [25]

7.4 Beanspruchung der Systemkomponenten im Gesamtsystem

Das beanspruchte Gesamtsystem besteht aus dem verbleibenden Knochen, dem Knochenzement und der Endoprothese mit ihren femoralen und tibialen Teilen aus einer Kobalt-Chrom-Molybdän-Gußlegierung sowie aus den hier wie dort zuzuordnenden Gleitelementen aus UHMWPE. Die Beanspruchung der einzelnen Systemkomponenten war jeweils im Verbund mit den anderen Komponenten zu ermitteln, denn über die Brauchbarkeit einer Endoprothese entscheidet ihre Funktionstauglichkeit im Gesamtsystem.

Die Endoprothese war so zu gestalten, daß sie im Verbund mit den übrigen Komponenten, dem Knochenzement als Befestigungsmittel sowie einer die Spannungsspitzen abbauenden viskoelastischen Zwischenschicht und dem verbleibenden Knochen als biologische Implantatumhüllung ihre Funktion möglichst lange übernimmt. Dies ist aus mechanischer und biomechanischer Sicht der Fall, wenn die Beanspruchung der metallenen Teile in genügendem Abstand von der Streckgrenze verbleibt, wenn die Flächenpressungen des UHMWPE unter der zulässigen Grenze für bleibende Verformungen liegen und das tribologische Verhalten günstig ist, wenn der Knochenzement nicht überbeansprucht wird, wenn der physiologische Kraftfluß im Knochen möglichst wenig verändert wird und wenn Relativbewegungen in den Grenzschichten vertretbar klein gehalten werden. Die Beanspruchungen unter normalen und pathologischen Bedingungen waren zu ermitteln und zu analysieren.

7.4.1 Experimentelle Einrichtung und Versuchsdurchführung

In der experimentellen Einrichtung wurde das Gesamtsystem mit einer Körpermasse von 75 kg statisch bzw. dynamisch belastet. Durch Simulierung des Streckapparates wurden vom Beugewinkel und der Geometrie der experimentellen Einrichtung abhängige axiale Gelenkkräfte bis zum 5fachen Körpergewicht erzeugt, ein varisierendes Moment von maximal 50 Nm konnte durch außermittiges Einwirken der Gelenkkraft teils innerhalb, teils – eine Fehlimplantation simulierend – außerhalb des medialen Condylus erzeugt werden (Abb. 53). Momente um die Z-Achse bei Überstreckung konnten durch Verlagerung der Belastungsachse vor den Beugedrehpunkt bewirkt werden. Momente um die tibiale Achse (Y-Achse) wurden in dieser Versuchsanordnung nur aufgebracht, um die rotationsstabile Verankerung der Schäfte im Zement zu überprüfen. Eine sagittale Querkraft von maximal 1300 N entstand, wenn die Wirklinie der Gelenkkraft nach ventral abwich.

Mit Hilfe von Kräfteplänen und Überschlagsberechnungen wurden zuvor die höchstbeanspruchten Stellen ermittelt. An diesen Stellen wurden, soweit möglich, Dehnungsmeßstreifen appliziert. Meßbar waren die Dehnungen und Stauchungen in allen Bereichen der Schäfte, vor allem an den Übergängen zum Tibiaplateau bzw.

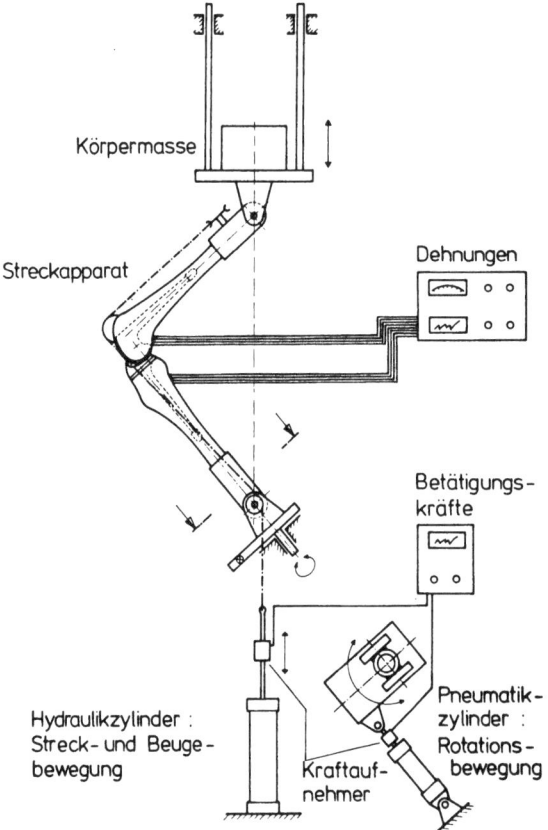

Abb. 53. Schematische Darstellung der experimentellen Einrichtung zur Ermittlung der Beanspruchung des Verbundsystems

zum femoralen Mittelteil; ferner besonders im Bereich der Basis des Führungszapfens und, um die Knochenentlastung und die Relativbewegungen zum Implantat bestimmen zu können, vor und nach Implantation die Knochenaußenwanddehnungen in 3 Ebenen. Die quantitative Erfassung der Knocheninnenwanddehnung war meßtechnisch aufwendig. Um jedoch die Dehnungsdifferenz an den Kontaktflächen, die ein Maß für die auftretende Relativbewegung ist, zumindest abschätzen zu können, wurde zuvor der ungefähre Dehnungsverlauf in der Knochenkompakta ermittelt. Gezielt angesetzte Messungen der Knocheninnenwanddehnung ergaben, daß das Geradliniengesetz wenigstens auch für die normalfeste Knochenkompakta sowohl im Druck- wie auch im Zugbereich gilt. Die Dehnungen, die an Kobalt-Chrom-Molybdän-Teilen gemessen wurden, konnten über den Elastizitätsmodul in Spannungen umgerechnet werden.

Vorwiegend rechnerisch wurden die Pressungen des Knochenzementes und der Gleitelemente aus UHMWPE bestimmt, (wenn von den unter 7.3 aufgeführten Untersuchungen abgesehen wird), ferner die Beanspruchung des metallenen Kreuzstückes. Indirekte Berechnungen waren möglich, wenn indirekte Messungen an bestimmten Orten nicht durchführbar waren. So wurden beispielsweise die Dehnungen der Führungszapfenbasis gemessen, die zugehörigen Kräfte an der Spitze des

100

Führungszapfens errechnet und daraus wiederum auf die Pressung der UHMWPE-Buchse in diesem Bereich geschlossen. Wenn möglich, wurden erreichte Pressungen mit Druckmeßfolien überprüft.

Lockerungen von Systemkomponenten wurden durch Einbringen eines PTFE-Films in die Kontaktzone von Knochen und Zement bzw. Zement und Implantat nachgeahmt. Auf diese Weise sollten die ungünstigsten Bedingungen für die Implantatbeanspruchung erzeugt werden. Vorversuche wurden an Modellknochen, abschließende Untersuchungen an Leichenknochen durchgeführt. Immer wurde der tendenziellen Veränderung der Meßwerte die gleiche Aufmerksamkeit gewidmet wie der absoluten Höhe.

7.4.2 Meßergebnisse

Da die Systemkomponenten als Teil des Gesamtsystems zu betrachten sind, werden die Ergebnisse der Messungen und Berechnungen einzelner Beanspruchungen, wenn möglich, im Zusammenhang mit denen der übrigen Komponenten beschrieben.

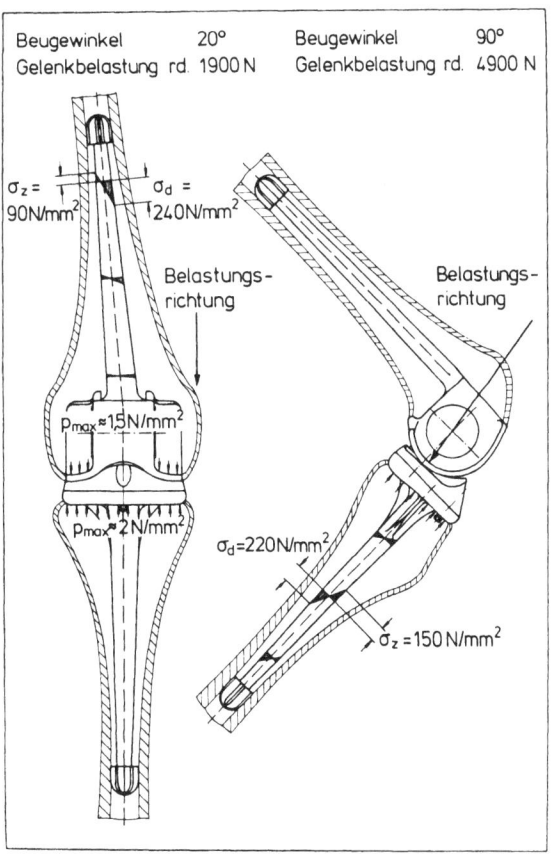

Abb. 54. Maximale Spannungen in den Prothesenschäften und maximale Flächenpressungen zur Spongiosa

Die *Prothesenschäfte* wurden derart dimensioniert, daß eine Übertragung sowohl der Biegebelastung wie auch der Torsionsbelastung allein über den jeweiligen Schaft möglich ist, ohne daß dadurch der umgebende Knochen zu sehr versteift und damit entlastet wird. Bei einwandfreier Befestigung der femoralen Komponente im Oberschenkelknochen wurde der so dimensionierte femorale Schaft selbst bei Simulierung der Belastung einer ungünstigen Varusstellung – die resultierende Kraft lief dann am inneren Condylus vorbei – nicht unzulässig hoch beansprucht. Wie aus Abb. 54 hervorgeht, lagen die Schaftzugspannungen, resultierend aus einer überlagerten Zug- und Biegebelastung mit 90 N/mm^2 weit unterhalb der zulässigen Biegewechselfestigkeit des Werkstoffes von 400 N/mm^2. Wurde eine Schaftlockerung simuliert, stieg die Schaftbeanspruchung zwar auf den doppelten Wert an, blieb aber trotzdem noch weit unterhalb des zulässigen Wertes. Die maximale Beanspruchung der tibialen Komponente trat bei einem Beugewinkel von 90° in der sagittalen Ebene auf. Bei einwandfreier Befestigung des Schaftes wurde eine maximale Zugspannung von 150 N/mm^2 erreicht, die ebenfalls weit unterhalb des zulässigen Wertes lag. Der Schaft wäre auch dann nicht bruchgefährdet, wenn sich infolge einer Schaftlockerung die Zugspannung verdoppeln würde. Die Schäfte gehen ohne abrupte Querschnittsänderungen in den intracondylären femoralen Mittelteil bzw. in die tibiale Druckplatte über, um Kerbwirkungen mit Spitzenspannungen zu vermeiden. Durch die Implantation der versteifenden metallenen Schäfte wurde die Beanspruchung des zugehörigen Knochens in Längsrichtung nur wenig verändert, da die schlanken Prothesenschäfte relativ biegeweich sind. Umfangsspannungen wurden nicht bestimmt; es ist jedoch im Gegensatz zum Hüftgelenksbereich mit keiner großen Betragsänderung zu rechnen. Zwar wird auch hier ein geschlossener Hohlkörper geöffnet, seine Beanspruchung jedoch nicht grundsätzlich geändert, da vorwiegend axiale Druckbeanspruchungen wirksam sind.

Am Übergang vom durch den Schaft versteiften Knochen zum nichtversteiften Knochen können wegen des Steifigkeitssprunges Spannungsspitzen auftreten, die nicht exakt meßbar sind. Da die Schäfte biegeweich auslaufen und durch UHMWPE-Zentriersterne ein direkter Knochen-Metall-Kontakt vermieden wird, ist jedoch zu erwarten, daß diese weitgehend verhindert werden.

Die vorwiegend axialen Druckkräfte verursachen zwar Relativbewegungen zwischen Schaft und Knochenkompakta; diese dürften jedoch durch das viskoelastische Verhalten der noch vorhandenen Spongiosa und des eingebrachten Knochenzementes genügend ausgeglichen werden.

Die im Gelenk auftretende hohe Druckbelastung wird femoral in erster Linie über die beiden Gleitkufen und den intracondylären Mittelteil und tibial über die große metallene Druckplatte in den Knochen eingeleitet. Maximale Flächenpressungen in den Grenzschichten zum Knochen betrugen femoral 1,5 N/mm^2 und tibial 2 N/mm^2, Werte, die unter der angenommenen zulässigen Flächenpressung der Spongiosa von 3 N/mm^2 liegen. Dabei ist zu beachten, daß an der Kraftübertragung sowohl Knochenkompakta als auch die Zementierung der Schäfte zusätzlich beteiligt sind (Abb. 54).

Da die Schäfte breite Preßflächen mit gut gerundeten Kanten aufweisen und lang sind, war die rechnerisch ermittelte Flächenpressung zum Zement mit 10 N/mm^2 wesentlich kleiner als die für Palacos noch zulässigen dynamischen Flächenpressungswerte von 30 N/mm^2. (Dies entsprach den Untersuchungen an unseren Hüf-

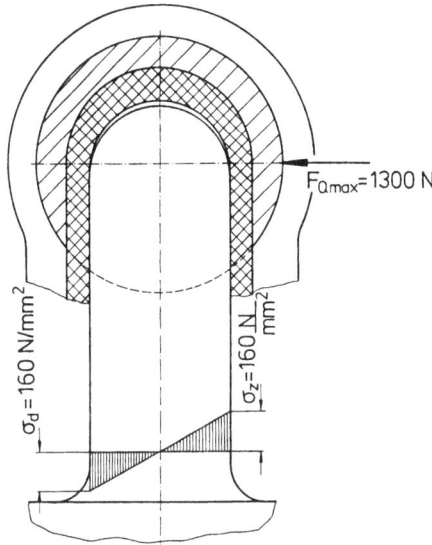

$F_{Qmax} = 1300\,N$

$\sigma_d = 160\,N/mm^2$

$\sigma_z = 160\,\dfrac{N}{mm^2}$

$p_{max} \approx 6\,N/mm^2$

1900 N

20°

$F_Q \approx 650\,N$

$p_{max} \approx 7\,N/mm^2$

Abb. 55. Maximale Spannungen im Führungszapfen

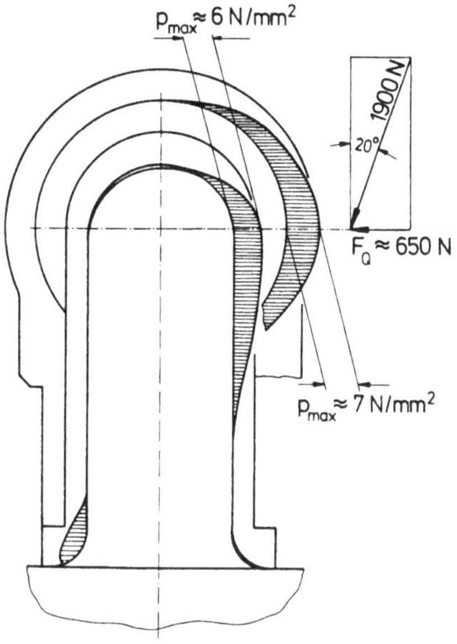

Abb. 56. Maximale Flächenpressungen in den Gleitelementen aus UHMWPE

tendoprothesenschäften, die nach den gleichen Kriterien konstruiert sind). In Ausdrehversuchen wirkten bei fixiertem Knochen Drehmomente allein auf die Schäfte ein. Bei Steigerung der Drehmomente wurde der Beginn der irreversiblen Verdrehung sowie der Bereich des Durchdrehens der Schäfte durch den Zement festgestellt. Es wurden Momente von 45 Nm für den Plastifizierungsbeginn und von 60 Nm für das Durchdrehen der Schäfte ermittelt. Diese Werte lagen oberhalb der im Bewegungsablauf auftretenden Drehmomente von maximal 33 Nm. Die sichere Befestigung der Schäfte im Zement gegenüber Drehmomenten wird femoral durch den Mittelteil und die Gleitkufen und tibial durch die Rippen zwischen Schaft und Druckplatte erheblich gesteigert.

Der *Führungszapfen* wird hauptsächlich durch Biegebelastung um die sagittale Achse (X-Achse) (insbesondere bei Varusstellung) wie durch Biegebelastung um die transversale Achse (Z-Achse) (verursacht durch Querkräfte wie z.B. beim Treppensteigen) beansprucht. Beim Überlagern beider Biegebelastungen ergab sich knapp oberhalb der Führungszapfenbasis eine Zugspannung von 160 N/mm². Um gefährdende Spitzenspannungen zu vermeiden, wurde auch der Übergang zum Tibiaplateau poliert und korbbogenförmig gestaltet (Abb. 55). Bei Überstreckung der Kniegelenksendoprothese – die Wirklinie der Gelenkbelastung lag 40 mm vor dem Gelenkdrehpunkt – war der Führungszapfen nur mit einer Zugspannung von rund 60 N/mm² beansprucht.

Die in den *Gleitelementen aus UHMWPE auftretenden mittleren* Flächenpressungen sind in Abb. 56 dargestellt. Von ihrer Höhe hängt – wie bereits unter 7.3 bei der Beschreibung der Verschleißeigenschaften des Tibiaplateaus erwähnt wurde – die

Verschleißintensität, aber auch das Verformungsverhalten ab. Die aufgeführten Flächenpressungswerte wurden indirekt mit Hilfe der bekannten Kräfte und deren Auswirkung auf die Führungszapfenbeanspruchung sowie unter Beachtung der Verformungseigenschaften von UHMWPE errechnet. Unter normaler Gehbelastung bei Varusstellung und nicht synchron wirkender Kniescheibengegenkraft – denn nur dies vermag höhere Querkräfte in der Gelenkebene zu erklären – kann mit den in Abb. 56 dargestellten Verläufen der Flächenpressung gerechnet werden. Die in den Querlagerbuchsen wie in der Führungszapfenbuchse auftretenden maximalen Flächenpressungen lagen mit 7 N/mm² bzw. 6 N/mm² innerhalb des zulässigen Flächenpressungsbereiches. Unter den ungünstigsten Belastungsbedingungen (Varusstellung, Treppensteigen) stieg die maximale Flächenpressung auf 14 bzw. 12 N/mm² an, blieb dabei aber auch kleiner als die zulässigen Flächenpressungswerte von 20 N/mm².

An allen übrigen Berührungsflächen der Gleitelemente aus UHMWPE lag die maximale Flächenpressung weit unterhalb der zulässigen Werte. Als Schutz gegen eine stärkere Verformung wurden alle UHMWPE-Gleitelemente so intensiv wie möglich gekammert, so daß die Gefahr eines Wegkriechens des Werkstoffes zusätzlich reduziert werden konnte.

7.4.3 Bewertung der Ergebnisse

Entsprechend der Forderung nach langer Haltbarkeit des Verbundes Prothese-Zement-Knochen wurden die Einzelkomponenten im Zusammenhang mit den übrigen auf ihre Beanspruchung und deren Abstand von der spezifisch zulässigen Grenze untersucht. Es ergaben sich genügend große Sicherheiten auch in höchstbeanspruchten Bereichen. Neben diesen mechanischen Untersuchungen resultierte aus biomechanischen Prüfungen und Überlegungen, daß der Knochen, der biologische Partner, zumindest unter in vitro Bedingungen keine wesentlichen Veränderungen der Beanspruchung bezüglich Betrag und Art erfuhr, eine Forderung, die auch in diesen abschließenden Untersuchungen erneut aufgestellt werden mußte.

8. Zusammenfassung

Die knieendoprothetischen Konstruktionen der ersten Jahre wiesen viele Mängel auf, da klinische Erfahrungen, biomechanische Kenntnisse und die richtigen Auswahlkriterien für die zu verwendenden Werkstoffe fehlten. Unausgereifte operative Techniken, Mangel an genügend großen und einheitlichen Operationsserien, eine verwirrende Zahl verschiedener Neuentwicklungen und die Verunsicherung durch fehlerhafte Konzepte waren Gründe für einen langsamen Erfahrungszuwachs und führten verzögert zum Stand der heute zu fordernden Konstruktionsmerkmale.

In der vorliegenden Arbeit wird die Entwicklung einer totalen intracondylären Scharnierendoprothese zur totalen intracondylären Scharnierendoprothese mit axialer Rotationsmöglichkeit beschrieben.

Es bestehen mehr als 10jährige eigene Erfahrungen mit zwei knieendoprothetischen Konstruktionen in großen, weitgehend homogenen Operationsserien, einer Schlittenendoprothese (Modell „St. Georg"), einem Oberflächenersatz ohne Einschränkung der Freiheitsgrade und Gelenkstabilisierung durch den Bandapparat und der totalen intracondylären Scharnierendoprothese (Modell „St. Georg") mit nur einem Freiheitsgrad und Gelenkstabilisierung durch die Konstruktion. Die Analyse der eigenen Langzeitergebnisse, also der Einbausituation unter realen Belastungsbedingungen, des biomechanischen Testes im strengsten Sinne, führte zur Präzisierung der Indikation für den Oberflächenersatz und zur Notwendigkeit, die Zahl der Freiheitsgrade der Totalendoprothese durch eine Rotationsmöglichkeit um die Unterschenkelachse zu vergrößern. Kompromißkonzepte in der Art der „semi-constrained" Knieendoprothese wurden nicht angestrebt.

Allein durch die Implantation der heute verfügbaren Materialien wird der physiologische Kraftfluß mangels genügender Dämpfungseigenschaften gestört. Die Störung des Kraftflusses ist aus biomechanischer Sicht theoretisch die Ursache für Grenzschichtveränderungen und somit Lockerungsursache. Also waren darüber hinaus alle Möglichkeiten der Gelenkbewegungen, der zweiten Einflußgröße auf den Kraftfluß, auszuschöpfen. Durch eine physiologische Rotationsmöglichkeit, d. h. durch ein in Streckstellung drehstabiles Knie, jedoch ein mit der Beugung frühzeitig zunehmendes Rotationsausmaß mit endgradig sanfter Bremsung dürfte das Verbundsystem aus Prothese, Zement und Knochen, seine Grenzschichten und die Einzelkomponenten entlastet werden.

Zusätzlich wurden auch andere Konstruktionsmerkmale berücksichtigt: Die Lage der Beugeachse innerhalb der Condylen und ihre Relation zu den Längsachsen von Ober- und Unterschenkel wurden optimiert, um das Beugeausmaß zu vergrößern und die Belastungsbedingungen im Femoropatellargelenk zumindest nicht ungünstig zu verändern. Die erforderliche Knochenresektion wurde im Hinblick auf Revisions- und Rückzugsmöglichkeiten verkleinert, die operative Ein- und Ausbautechnik vereinfacht, der Mannigfaltigkeit der Gelenkformen und -dimensionen durch eine begrenzte Auswahl von drei Modellgrößen Rechnung getragen.

Als Voraussetzung für die Weiterentwicklung wurden eigene und fremde Entwicklungen in der Kniegelenksendoprothetik, die Ergebnisse nach Implantation verschiedener Modelltypen, u. a. die schon existierenden Rotationsknieendoprothesen, die Bedingungen im natürlichen Kniegelenk – seine Anatomie, Bewegungsmöglichkeiten und auftretenden Belastungen – analysiert. Die Verhältnisse im Femoropatellargelenk vor und nach endoprothetischem Ersatz des Femorotibialgelenkes sowie die Möglichkeiten des Ersatzes des Femoropatellargelenkes führten zu der Konsequenz, auf den primären Ersatz dieses Teilgelenkes zu verzichten.

Experimentelle Untersuchungen dienten der Ermittlung der Bewegungsmöglichkeiten der Rotationsknieendoprothese und der Überprüfung des tribologischen Verhaltens der Verschleißteile, der Beanspruchung der Komponenten des Verbundsystems im Hinblick auf dauerhafte Haltbarkeit und ergaben insbesondere die Begründung für die Zweckmäßigkeit der Konstruktion: Die Bestimmung der Dämpfungseigenschaften der Rotationsendoprothese im Vergleich zur Scharnierendoprothese im simulierten Einbauzustand bei Beanspruchung durch zügig und stoßartig eingeleitete Momente um die Rotationsachse, also die Untersuchung der bei jedem Schritt und vermehrt bei Gewalteinwirkung auftretenden Beanspruchung des Verbundsystems und seiner Komponenten nach endoprothetischem Ersatz, zeigten eine um den Faktor 15 verringerte Beanspruchung bei Rotationsmöglichkeit und somit eine deutliche Annäherung an die physiologischen Verhältnisse. Wir sehen in dieser Entwicklung den nächsten möglichen Schritt, die Gefahr von Materialversagen, mechanischen Lockerungen und Femurfrakturen, also die biomechanischen Komplikationen, zu verringern. Vorrangiges Ziel war es, die Langzeithaltbarkeit zu verbessern. Vor mehr als zwei Jahren haben wir im Rahmen einer prospektiven Studie mit der klinischen Erprobung begonnen. Die in die Neuentwicklung gesetzten Erwartungen haben sich sowohl hinsichtlich der verbesserten Ein- und Ausbautechnik, der optimierten Anpassung an die unterschiedliche Anatomie durch 3 Modellgrößen und auch in den ersten klinischen Frühergebnissen voll bestätigt. Erste aussagekräftige klinische Ergebnisse im Vergleich zur Scharnierendoprothese werden nach einer mittelfristigen Verlaufszeit von wenigstens 5 Jahren bekanntgegeben werden. Über die definitive Richtigkeit unserer Vorstellungen wird aber nur der eigentliche biomechanische Test, nämlich die Einbausituation im Menschen, mit einer Mindestbeobachtungszeit von 10 Jahren entscheiden können.

9. Anhang. Zusammenfassung operativer und klinischer Erfahrungen nach mehr als 2jähriger Anwendung

Nach der biomechanischen Analyse eines neuentwickelten endoprothetischen Systems folgt im klinischen Einsatz der entscheidende Test. Die eigentliche Überprüfung der Anwendbarkeit und Haltbarkeit ist nur in der Einbausituation am Menschen unter realen Belastungsbedingungen möglich und kann weder durch den Labortest noch durch den Tierversuch ersetzt werden. Bei Laboruntersuchungen lassen sich die Reaktionen des lebenden Knochens auf dynamische Belastungen nicht simulieren, und im Tierexperiment sind die auftretenden Belastungen mit den Bedingungen beim Menschen nicht vergleichbar.

Nach über 6jähriger Entwicklungsarbeit mit zahlreichen Laborversuchen und nach einem ersten klinischen Vorversuch in einer kleinen Serie mit einem Vorläufer des jetzigen Modells hielten wir es 1981 für gerechtfertigt, die Rotationsendoprothese in einem klinischen Großversuch zum Einsatz zu bringen. In 2 ½ Verlaufsjahren konnten bereits wertvolle Erfahrungen in der operativen Technik und durch klinische Frühergebnisse gesammelt werden. Aber erst die Langzeitbeobachtung wird im Vergleich zu früheren Ergebnissen zeigen, inwieweit die angestrebte Reduzierung der Spätkomplikationen (mechanische Lockerungen, Oberschenkelschaftfrakturen) und auch eine Verminderung schwerer Restbeschwerden im Femoropatellargelenk realisierbar ist.

9.1 Krankengut

Von 1981 bis 1983 wurden 193 Modelle der neuentwickelten Rotationsendoprothese eingesetzt. Ebenso wie bei vorangegangenen Serien waren die idiopathische

Tabelle 8. Indikationen bei 193 Rotationsendoprothesen von 1981–1983

Idiopathische Gonarthrose	114	(59%)
Rheumatische Arthritis	44	(23%)
posttraumatische Gonarthrose	9	(4,5%)
Dysplasiearthrose	2	(1,0%)
Arthrodesen	3	(1,5%)
Osteosarkom	1	(0,5%)
Hämophilie A	1	(0,5%)
Wechsel Schlittenendoprothesen	11	(6%)
Wechsel Scharnierendoprothesen	8	(4%)
Gesamt:	193	(100%)

Gonarthrose und die rheumatische Arthritis die häufigsten Indikationen. Die Patienten mit Komplikationen nach früheren endoprothetischen Eingriffen bildeten eine gesonderte größere Gruppe (Tabelle 8). Häufigster Grund für die Auswechslung von Schlittenendoprothesen waren Insuffizienzen des Kapselbandapparates. Bei den Scharnierendoprothesen führten dagegen ausschließlich mechanische Lockerungen zum Korrektureingriff (s. 3.4.1 u. 3.4.2) [197].

Das Durchschnittsalter betrug 60 Jahre (12–80 Jahre). Die Jüngste, eine 12jährige Patientin, erhielt wegen eines osteogenen Sarkoms einen Ersatz des distalen Femurs in Kombination mit einer Rotationsendoprothese. Das Alter bei der rheumatischen Arthritis betrug durchschnittlich 49 Jahre und bei der idiopathischen Arthrose 73 Jahre. Bei 25 Patienten wurde der Eingriff doppelseitig durchgeführt. Bei 6 Patienten war auf der Gegenseite eine Scharnierendoprothese und bei 5 weiteren Patienten eine Schlittenendoprothese eingesetzt worden; 83% waren weiblichen Geschlechts.

9.2 Ergebnisse

Bei der Beurteilung der Haltbarkeit von Endoprothesen hat eine 2½jährige Verlaufszeit keine Aussagekraft, da sich mechanische Fehlschläge erst zu späteren Zeitpunkten herausstellen. In der Beurteilung der Funktions- und Beschwerdeparameter muß ferner bedacht werden, daß bei 20–30% der Patienten mit Knieendoprothesen noch nach 1–2 Jahren postoperativ diesbezüglich Befundbesserungen eintreten. Um außerdem die Unsicherheiten der subjektiven Beurteilung der klinischen Parameter soweit wie möglich einzugrenzen, werden im folgenden nur die vorläufigen Ergebnisse nach Ersteingriffen der Diagnosegruppen idiopathischer Arthrose und rheumatischer Arthritis vorgestellt. Voroperationen und seltene Indikationen wie z. B. Arthrodesen, Tumoren und Hämophilie-A-Patienten bedingen eine spezielle Problematik, die sich meist in entsprechend ungünstigeren klinischen Ergebnissen widerspiegeln und deshalb zukünftig gesondert betrachtet werden müssen.

Insgesamt konnten 60 Patienten mit idiopathischer Gonarthrose und 30 Patienten mit rheumatischer Arthritis 6–32 Monate nach der Operation nachuntersucht werden. An der Operationsserie waren insgesamt 14 verschiedene Operateure beteiligt.

9.2.1 Schmerzen

66% der Patienten waren völlig schmerzfrei, 25% klagten über anhaltende geringe Restbeschwerden (Tabelle 9). Die verbliebenen Beschwerden waren in gleicher Häufigkeit auf eine Schwellneigung der Kapsel, auf Narbenbeschwerden meist in Form von Neurinomschmerzen aus dem Bereich der infrapatellaren Äste des N. saphenus und auf leichte Schmerzen im Femoropatellargelenk zurückzuführen.

9% gaben erträgliche Restbeschwerden an, die je zur Hälfte in das Femoropatellargelenk und in den Bereich der Rami infrapatellaris des N. saphenus projiziert wurden.

Tabelle 9. Prä- und postoperative Beschwerden. (N = 90: idiopathische Arthrose 60, rheumatische Arthritis 30), (durchschnittliche Nachuntersuchungszeit 6–32 Monate)

	prä-op.	post-op.
beschwerdefrei	–	66%
geringe Beschwerden	–	25%
erträgliche Beschwerden	19%	9%
starke Beschwerden	81%	–

In den beiden nachuntersuchten Gruppen (idiopathische Gonarthrose, rheumatische Arthritis) sind starke Restbeschwerden des Femoropatellargelenkes bisher nicht registriert und dementsprechend auch keine Patellektomien durchgeführt worden.

Wegen der kurzen Verlaufszeit ist ein Vergleich mit den Ergebnissen nach Scharnierendoprothesen z.Zt. noch nicht möglich (s. 3.4.3). Dennoch glauben wir, daß diese auffallend günstigen Resultate auf das in der Konstruktion enthaltene Konzept der Druckentlastung des Femoropatellargelenkes zurückzuführen sind. Im Gegensatz zur Scharnierendoprothese ergaben Ausmessungen von 50 postoperativen seitlichen Röntgenkontrollbildern in keinem Fall mehr einen durch den Einbau der Endoprothese bedingten pathologischen ventralen Vorschub der Condylen. Durchschnittlich lag die ventrale Condylenbegrenzung 1 mm dorsal von der ventralen Begrenzung der Tuberositas tibiae (minimal − 4 mm, maximal + 3 mm) (s. 3.4.3). Damit ist in den meisten Fällen durch den Einbau der Endoprothese erwartungsgemäß eine leichte Dorsalversetzung der Condylen im Sinne eines Maquet-Bandi-Effektes erreicht worden (6.2.5 u. 6.2.6). Wir sehen in diesen Ergebnissen eine Bestätigung unserer Auffassung, daß das natürliche Femoropatellargelenk weitgehend erhalten werden sollte und daß bei zunehmender Anpassung der Endoprothese an die Anatomie und Physiologie des Kniegelenkes auch langfristig mit einem merkbaren Rückgang schwerer Patellaprobleme gerechnet werden darf. Ein routinemäßiger gleichzeitiger endoprothetischer Ersatz des Femoropatellargelenkes erscheint uns nach wie vor nicht gerechtfertigt.

Nach Wechseloperationen waren erwartungsgemäß häufiger stärkere Restbeschwerden im Femoropatellargelenk zu beobachten, und die drei Patellektomien und eine Hemipatellektomie betrafen typischerweise diese Gruppe. Die Fälle, in denen auch das Femoropatellargelenk endoprothetisch versorgt wurde, sind bei Korrekturoperationen wegen häufig vorhandener Knochendefekte besonders problematisch. In solchen Fällen ist u. U. die Verwendung der Rotationsendoprothese mit einem patellaren Gleitschild indiziert, während wir auf der patellaren Seite die teilweise oder vollständig Patellektomie bevorzugen (Abb. 57) (s. 3.4.3).

9.2.2 Funktion, Fehlstellungen

Alle Varus- oder Valgusfehlstellungen waren postoperativ einwandfrei auskorrigiert. Minimalverkippungen der Komponenten in sagittaler und transversaler Ebene waren sehr selten, nur röntgenologisch erkennbar und klinisch ohne Bedeutung

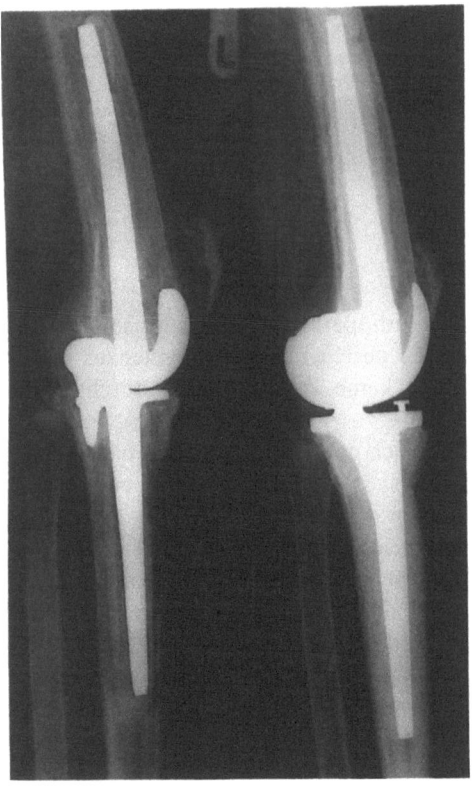

Abb. 57. Wbl. Pat., 79 J., Guepar-Endo-
prothese 1980, Wechsel wegen mech.
Lockerung 1983: Rotationsendoprothese mit Patellaschild, Hemipatellektomie

(s. 9.2.4). Nachteilig können sich dagegen stärkere Rotationsfehler zwischen Ober-
und Unterschenkel auswirken, was wir in zwei Fällen durch Fehlimplantation der
tibialen Komponente beobachten konnten (s. 9.2.5).

Ebenso wie mit der Scharnierendoprothese lassen sich auch mit dem neuen Modell starke Beugekontrakturen in 98% beseitigen. Der durchschnittliche Beugege-
winn betrug 10° [52]. Wir führen diesen merklichen Funktionsgewinn auf die zunehmende Operationserfahrung mit generell großzügiger hinterer Kapsulotomie
und ausreichender Gelenkresektion sowie auf die optimierte Anpassung der endoprothetischen Konstruktion an die physiologischen Gelenkbedingungen zurück
(Abb. 58) (s. 6.2.4). Eine Unterschenkelrotation war an allen Gelenken mit zunehmender Beugung nachweisbar, jedoch ließ sich ihr Ausmaß im Rahmen der Nachuntersuchung nur annähernd schätzen. Je nach individueller Beschaffenheit des
Kapselbandapparates betrug sie maximal 5–10° nach innen und außen. In der Praxis wird demnach das volle Ausmaß der in der Endoprothese vorhandenen freien
Rotation nicht erreicht. Erwartungsgemäß wird also durch den Kapselbandapparat
das Gesamtausmaß der freien Rotation der Endoprothese gebremst und bestimmt
(Abb. 59) (s. 6.2.3 u. 7.1).

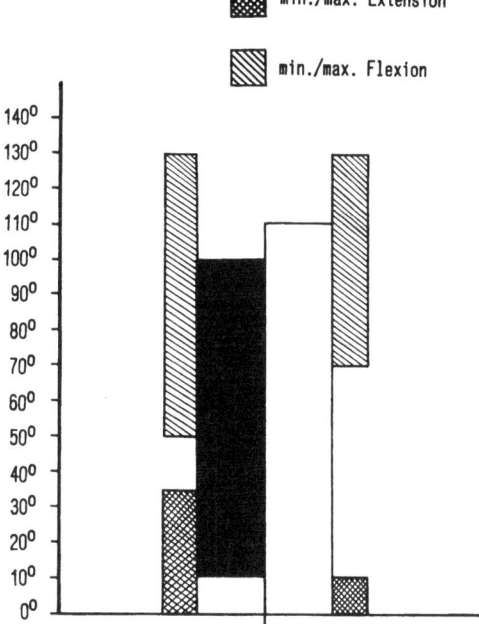

min./max. Extension

min./max. Flexion

Abb. 58. Prä- und postoperative Gelenkfunktion. (N = 90: idiopathische Arthrose 60, rheumatische Arthritis 30); (durchschnittl. Nachuntersuchungszeit 6–26 Monate)

Tabelle 10. Prä- und postoperatives Gehvermögen. (N = 90: idiopathische Arthrose 60, rheumatische Arthritis 30) (durchschnittliche Nachuntersuchungszeit 6–32 Monate)

		prä-op.	post-op.
Gehstrecke	< ½ Std.	98%	11%
normales Treppensteigen	aufwärts	47%	19%
	abwärts	60%	28%
Gehhilfen		54%	19%

9.2.3 Gehvermögen

Nach Abklingen der direkten Operationsfolgen gaben die meisten Patienten an, daß das operierte Gelenk wieder „wie normal" funktioniere. Besonders erwähnenswert erscheinen uns in diesem Zusammenhang Aussagen von Patienten mit einer Scharnierendoprothese auf der Gegenseite. Sie waren mit dem Ergebnis der Rotationsendoprothese deutlich zufriedener. Aufstehen aus dem Sitzen, Treppensteigen und Gehen in unebenem Gelände wurden deutlich als problemloser geschildert. Auffallend war, daß viele Rheumatiker über eine bessere Gangkontrolle in dem Bein mit der Rotationsendoprothese berichteten, wenn sie den Vergleich mit der

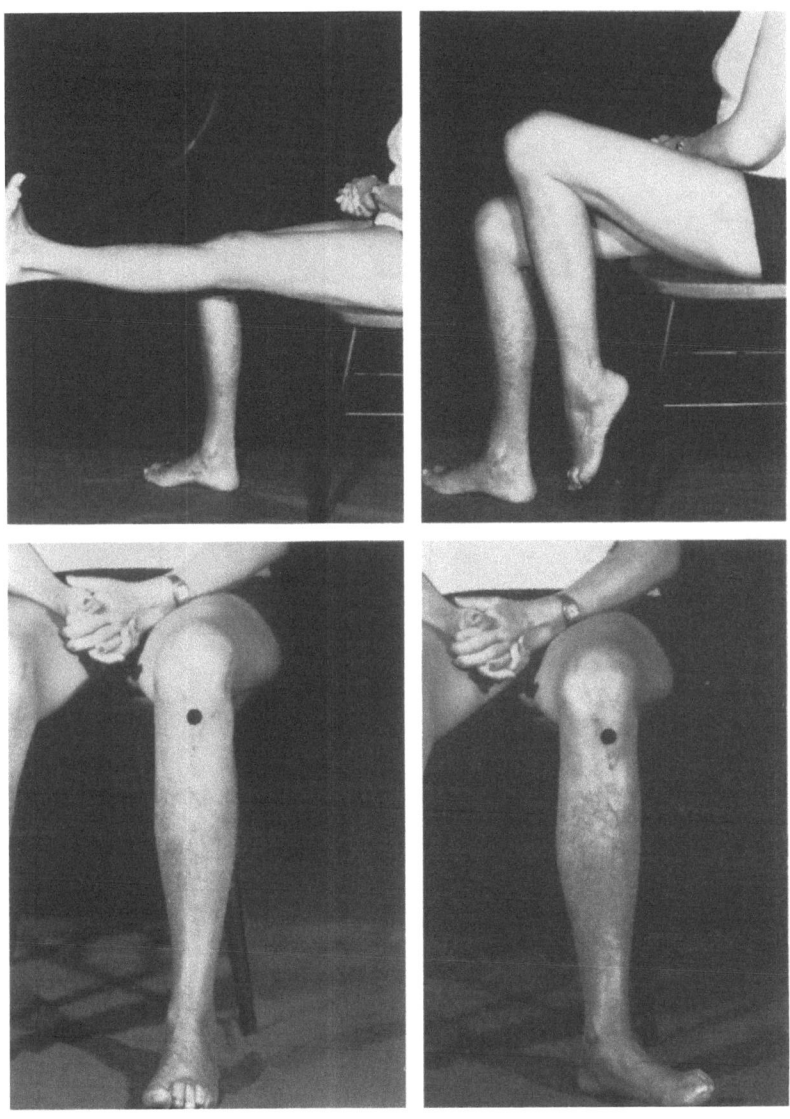

Abb. 59. Wbl. Pat., 43 J., rheumat. Arthritis. Gelenkfunktion (Beugung, Streckung, Unterschenkel-rotation) 14 Monate postoperativ

Scharnierendoprothese auf der kontralateralen Seite anstellen konnten. Im klini-schen Eindruck war im Vergleich mit der Scharnierendoprothese ebenso eine Ver-besserung der Funktionsleistungen wie Länge der Gehstrecke, Treppensteigen und das Benutzen von Stockhilfen zu beobachten (Tabelle 10). Aus den Ergebnissen ist ersichtlich, daß für Kniekranke das Treppabwärtsgehen meist problematischer ist.

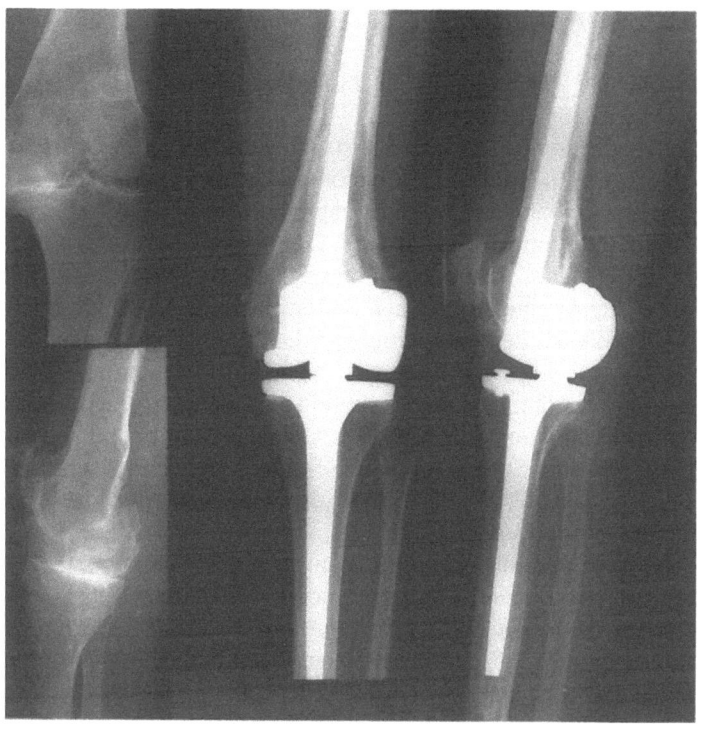

Abb. 60. Wbl. Pat., 81 J., idiopath. Arthrose, Zust. n. supracondylärer Osteotomie. Ruhige Strukturen des Knochens und der Grenzschicht 16 Monate postoperativ

9.2.4 Röntgenbefunde

Kriterien für die röntgenologische Beurteilung sind Veränderungen am Knochen und an der Knochenzementgrenze nach der Implantation. Nach den bisherigen Röntgenkontrollen waren keine pathologischen Veränderungen erkennbar. Minimale Randsaumbildungen (weniger als 1 mm) waren selten. Spongiosierungen der Corticalis sowie Nekrosen der Condylen fehlten vollständig. Der Röntgenbildvergleich mit der Scharnierendoprothese zeigte ruhigere Strukturen des Knochens und der Grenzschicht (Abb. 60). Eine Bestätigung dieser Beobachtung erwarten wir aber erst über die Langzeitkontrollen.

Seit der Verwendung der Sägelehren und der langen Prothesenstiele mit Zentriersternen sind gröbere Fehlstellungen der Komponenten in Valgus- und Varusrichtung nicht mehr beobachtet worden. Von der anatomischen Mittellinie abweichende Positionen betrugen maximal 2–3°. Bei sehr weiten Markräumen wurden auch in der transversalen Ebene nur vereinzelt Verkippungen der Prothesenstiele bis maximal 3° gemessen. Dadurch mögliche ungünstige Gelenküberstreckungen oder Streckdefizite oder ein unphysiologischer ventraler Vorschub der Condylen sind klinisch nicht in Erscheinung getreten (s. 3.5 u. 6.2.6).

9.2.5 Komplikationen

Nach einer 2½jährigen Beobachtungszeit können nur Aussagen über Frühkomplikationen gemacht werden.

Wundheilungsstörungen durch Wundrandnekrosen, operativ- oder lagerungsbedingte Nerven- oder Gefäßschäden sind in dieser Serie nicht aufgetreten. Sechs Fälle von ausgedehnten Gelenkhämatomen führen wir vor allem auf unsere generelle Thromboseprophylaxe zurück.

Zweimal kam es über ein subfasziales Hämatom zu einer Frühinfektion. In beiden Fällen konnte durch einen Endoprothesenwechsel unter Verwendung von antibiotikahaltigen Zementmischungen die Infektion zur Ruhe gebracht und das endoprothetische Ergebnis erhalten werden. Eine weitere tiefe Infektion trat bei einer Patientin ein Jahr nach der Operation auf. Während einer Neuraltherapie mit Injektionen in unmittelbarer Nähe des Gelenkes kam es spontan zu einem Gelenkempyem mit einer Sepsis. Im akuten Stadium wurde für vier Tage eine Spüldrainage angelegt. Die vier Wochen später durchgeführte Austauschoperation war auch in diesem Falle erfolgreich [27].

Klinisch relevante Fehlimplantationen der Komponenten in transversaler oder sagittaler Ebene sind – wie geschildert – nicht aufgetreten. Wir führen dies vor allem auf die routinemäßige Verwendung der drei Sägelehren sowie auf die langen Prothesenstiele mit den Zentriersternen zurück (s. 6.2.4; 6.2.7 u. 9.2.2). Rotationsfehler zwischen Ober- und Unterschenkel können sich dagegen nachteilig auf das Gehvermögen und die Standfestigkeit des Gelenkes auswirken. Zweimal war es durch Fehlimplantation der tibialen Komponente zu einer Außenrotationsfehlstellung des Unterschenkels von mehr als 10° gekommen. Eine Patientin kompensierte den Drehfehler durch spontane leichte Innenrotation der Hüfte und ausreichende Kraft der Oberschenkelmuskulatur ohne merkliche Nachteile der Gebrauchsfähigkeit des Beines. Die andere übergewichtige Patientin mit einer totalen Hüftendoprothese auf der gleichen Seite und einer stark atrophierten Quadrizepsmuskulatur ist nicht in der Lage, den Drehfehler zu kompensieren und klagt über eine erhebliche Gangunsicherheit mit der Gefahr eines nichtkontrollierbaren Einknickens des Gelenkes nach innen. Die Erklärung hierfür sehen wir darin, daß in der Belastungsphase infolge der zu starken Außenrotationsstellung des Unterschenkels das Gelenk zu früh in den Bereich der freien Rotation der Endoprothese gelenkt wird und besonders dann leicht in Valgusrichtung nach medial einknickt, wenn eine ausreichende Stabilisierung infolge einer geschwächten Oberschenkelmuskulatur fehlt. Rotationsfehler zwischen Ober- und Unterschenkel sind bei der Rotationsendoprothese schlechter kompensierbar als bei einer Scharnierendoprothese und müssen unbedingt vermieden werden. Diese Erfahrungen geben außerdem Anlaß zu der Annahme, daß endoprothetische Systeme, die eine ungebremste axiale Rotation in allen Beugegraden aufweisen, vor allem bei muskelschwachen Patienten in erhöhtem Maße für geschilderte instabile Belastungssituationen anfällig sein dürften [47, 48]. Wir sehen hierin auch den Beweis für die Notwendigkeit der Drehsicherung von Rotationsendoprothesen in Streckstellung, so wie es z. B. in unserem vorgestellten Modell durch den Formschluß zwischen den beiden Komponenten erreicht wurde (s. 6.2.2).

Spätkomplikationen, wie mechanische Lockerungen, Oberschenkelfrakturen, Spätinfektionen oder ein mechanisches Versagen der Endoprothese sind erst nach einer längeren Verlaufszeit zu erwarten und bisher nicht aufgetreten.

Bei einigen Patienten wurde ein minimales Spiel zwischen den Komponenten bei Prüfung der Seitstabilität in leichter Beugestellung registriert. Diese Beobachtung konnte schon bei der Scharnierendoprothese gemacht werden und wird durch die Verpressung des Polyäthylenlagers infolge der auf das Gelenk einwirkenden Biege- und Schubbelastungen erklärt. Zu negativen Auswirkungen auf die Gesamtstabilität des Systems ist es dadurch nicht gekommen.

9.2.6 Operative Technik

Die angestrebten Verbesserungen bezüglich der Ein- und Ausbautechnik waren in der Praxis weitgehend realisierbar und haben wesentliche Erleichterungen mit sich gebracht (s. 5.0). Die routinemäßige Verwendung der drei Sägelehren und die langen Prothesenstiele mit den Zentriersternen ermöglichen auch dem weniger erfahrenen Operateur bei vereinfachter Operationstechnik ein exaktes Einsetzen des Implantates. Die Modellgestaltung, schlanke Schäfte, die intracondyläre Verankerung der femoralen Komponente mit weitgehender Erhaltung der Condylen und des Patellagleitlagers sowie die Verfügbarkeit von drei Modellgrößen haben zu der erwarteten weiteren Reduzierung der Knochenresektion geführt. Meßbar wurde dies an der geringeren Menge benötigten Knochenzements.

Je nach Größe des Gelenkes sind für die Einzementierung der femoralen Komponente zwischen 30 und 50 gr. (Scharnierendoprothese 40–60 gr.) und der tibialen Komponente zwischen 20 u. 30 gr. (Scharnierendoprothese 40–60 gr.) notwendig. Die drei vorgeschlagenen Modellgrößen haben sich hinsichtlich ihrer Form und Dimension bislang bei allen unterschiedlich großen und meist stark veränderten Kniegelenken einwandfrei bewährt. Durch bessere Anpassungsmöglichkeiten an die individuelle anatomische Situation hat dies zu spürbaren Erleichterungen in der operativen Technik und zu besseren Bedingungen im neuen Gelenkverbund geführt (s. 6.2.6).

Bei Austauschoperationen wegen tiefer Infektion haben wir auch Erfahrungen in der Ausbautechnik sammeln können. Da unnötige Hinterschneidungen, wie z.B. Haftnuten an den Prothesenstielen in dem Modell bewußt vermieden wurden, ist die Entfernung der Endoprothese aus der Zementverankerung mit Hilfe eines speziellen Ausschlaggerätes mühelos und ohne Gefährdung des angrenzenden Knochens möglich. Die anschließende Entfernung des Zementköchers bietet wegen der besseren Übersicht am Kniegelenk meist weniger Probleme als an der Hüfte. Die Vorteile der relativ geringen Knochenresektion mit Erhaltung der Oberschenkelcondylen und die einfache Ausbautechnik sind sowohl bei entetuell notwendigen Wechseloperationen als auch beim Rückzug zur Arthrodese offensichtlich.

Die ersten Erfahrungen mit dem klinischen Einsatz der Rotationsendoprothese haben uns bereits nach relativ kurzer Verlaufszeit eine Reihe von Vorteilen des neuentwickelten Modells vor Augen geführt. Dies gilt für Verbesserungen in der Ein- und Ausbautechnik ebenso wie für optimierte Bedingungen bei Korrekturoperationen. Die Endoprothese hat sich bisher als stabiles System in der Praxis bewährt, mit dem sich in hohem Prozentsatz Schmerzen und starke Fehlstellungen beseitigen und z. T. sehr gute Funktionsergebnisse und subjektive und objektive Verbesserungen des Bewegungsablaufs erzielen lassen.

Nur Langzeitkontrollen werden klären können, ob es außerdem zu der erhofften Verringerung der Spätkomplikationsrate kommen wird.

9.3 Operationsbeschreibung

Die Operation erfolgt in Rückenlage. Das Bein der Gegenseite wird maximal abgespreizt, so daß der Operateur zwischen den Beinen auf der medialen Seite des zu operierenden Kniegelenkes sitzen kann.

Wir operieren generell nicht in Blutleere. Eine vorübergehende Blutsperre legen wir nur bei der rheumatischen Arthritis zur Durchführung einer sorgfältigen Synovektomie an.

Der Zugang zum Gelenk erfolgt über einen leicht S-förmigen ventromedialen parapatellaren Schnitt (Abb. 61).

Infrapatellare Äste des N. saphenus sollten dargestellt, reseziert und die Stümpfe im Subkutangewebe versenkt werden (Abb. 62).

Die Kapsel wird in der Verlaufsrichtung der Hautinzision gespalten und der Vastus medialis nicht an seiner patellaren Insertion eingekerbt, sondern schonend aus seiner Muskelloge herausgelöst (Abb. 63).

Der Hoffa'sche Fettkörper wird vom Tibiakopf abgelöst. Der Patellarsehnenansatz wird erhalten. Hiernach läßt sich meistens der Streckapparat spannungsfrei nach lateral luxieren. Bei der rheumatischen Arthritis sehen wir eine komplette ventrale und auch dorsale Synovektomie als obligatorisch an (Abb. 64).

Die Kollateralbänder werden tangential von ihrer Insertion an den Oberschenkelcondylen scharf abgetrennt (Abb. 65).

Restliche Anteile der meist zerstörten Menisci werden reseziert (Abb. 66).

Die Darstellung des hinteren Kreuzbandes gelingt oft erst nach Abmeißelung von intracondylären Exophyten (Abb. 67).

Die Kreuzbänder werden dann an der Insertion der Fossa intercondylica durchtrennt und reseziert (Abb. 68).

Die anschließend großzügig durchgeführte hintere Kapsulotomie ermöglicht nicht nur eine gute Exposition der Oberschenkelcondylen, sondern dient gleichzeitig der Auskorrektur bestehender Beugekontrakturen (Abb. 69).

Mit Hilfe der Sägelehre 1 wird dann die ventrale Schnittebene für die intracondyläre Resektion festgelegt. Beim Anlegen der Sägelehre am ventralen medialen Femurcondylus ist auf folgendes zu achten: überstehende Exophyten müssen in diesem Bereich vorher entfernt werden. Der Griff der Sägelehre muß senkrecht zur Längsachse des Oberschenkelschaftes gehalten werden (Abb. 70).

Intracondylär wird die Markhöhle aufgemeißelt (Abb. 71).

Mit dem Kronenbohrer werden der intracondyläre Bereich und die Markhöhle aufgeweitet (Abb. 72).

In die Bohrung wird die Sägelehre 2, die der Form des im Knochen versenkbaren Anteils der femoralen Komponente entspricht, eingeführt (Abb. 73).

116

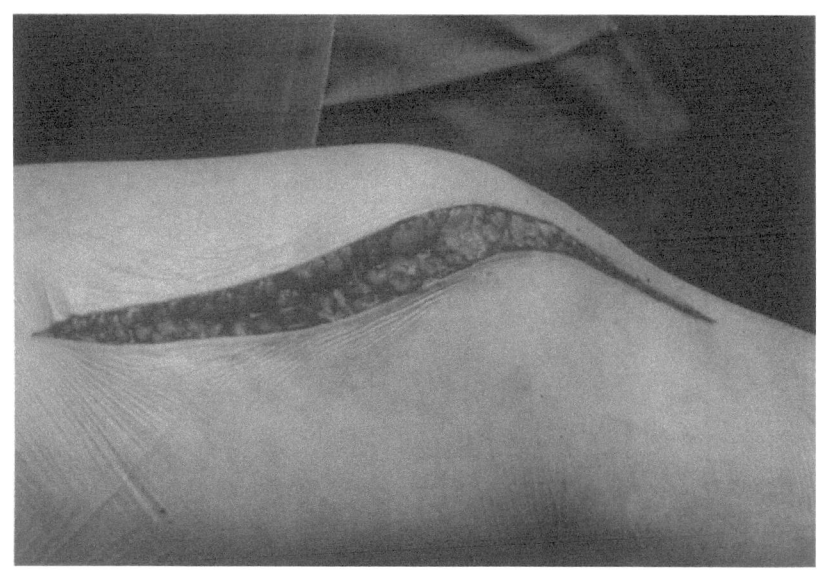

Abb. 61

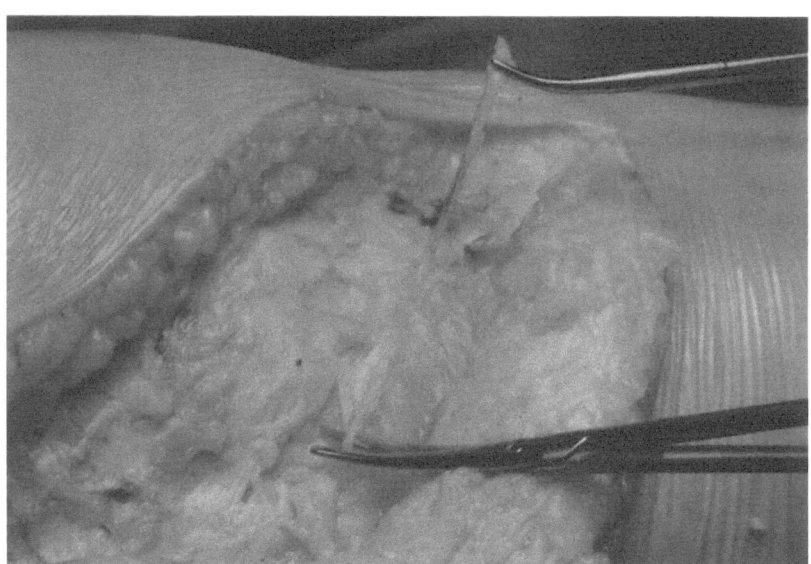

Abb. 62

117

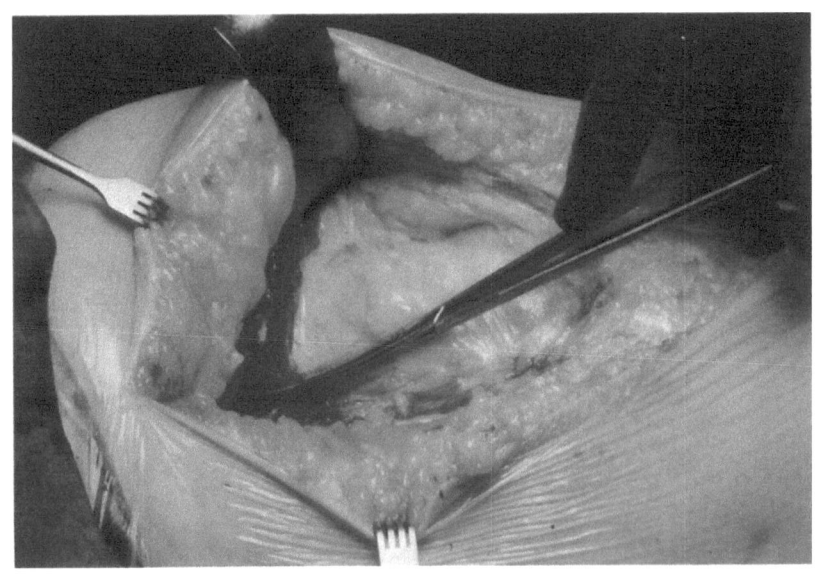

Abb. 63

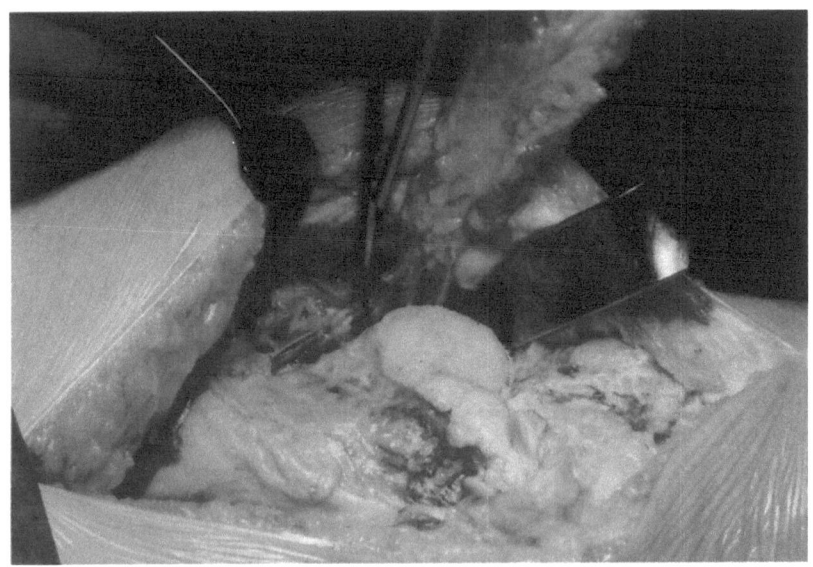

Abb. 64

118

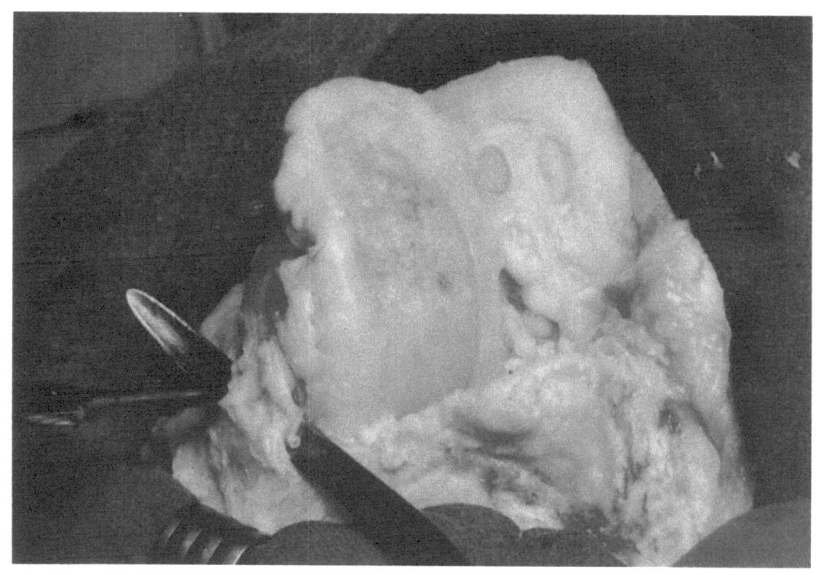

Abb. 65

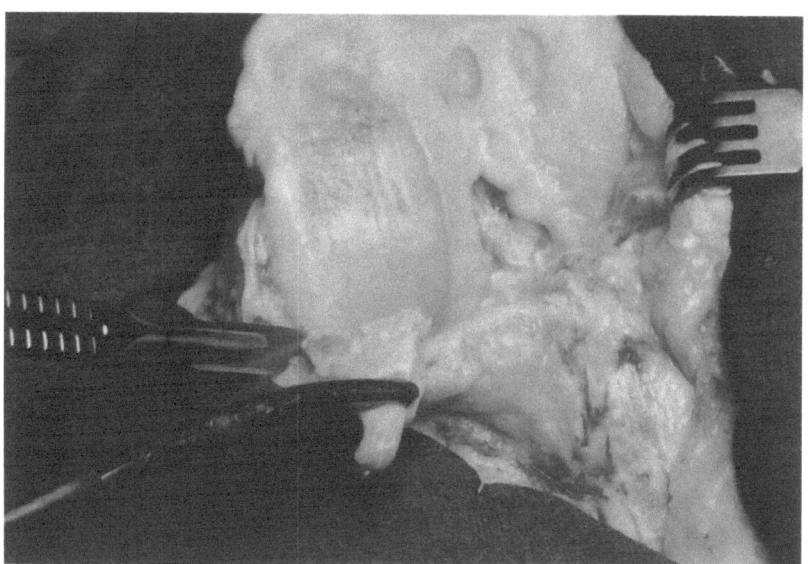

Abb. 66

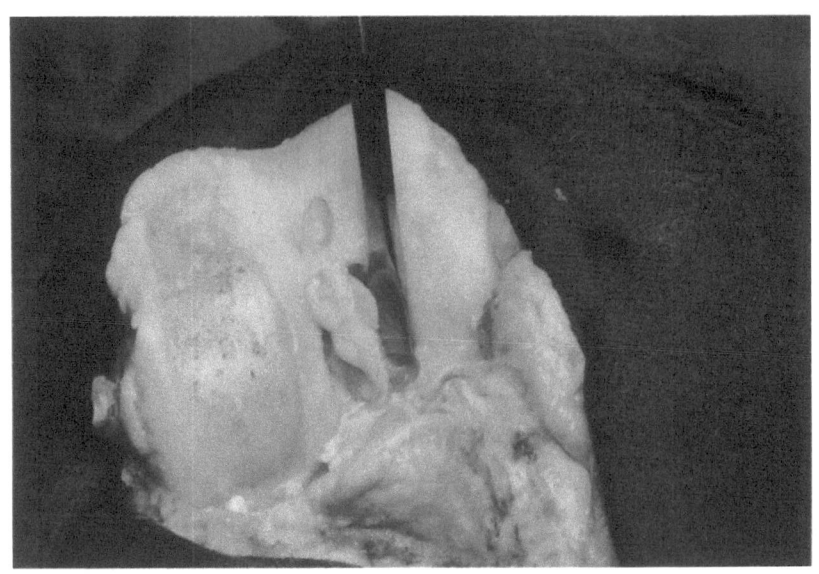

Abb. 67

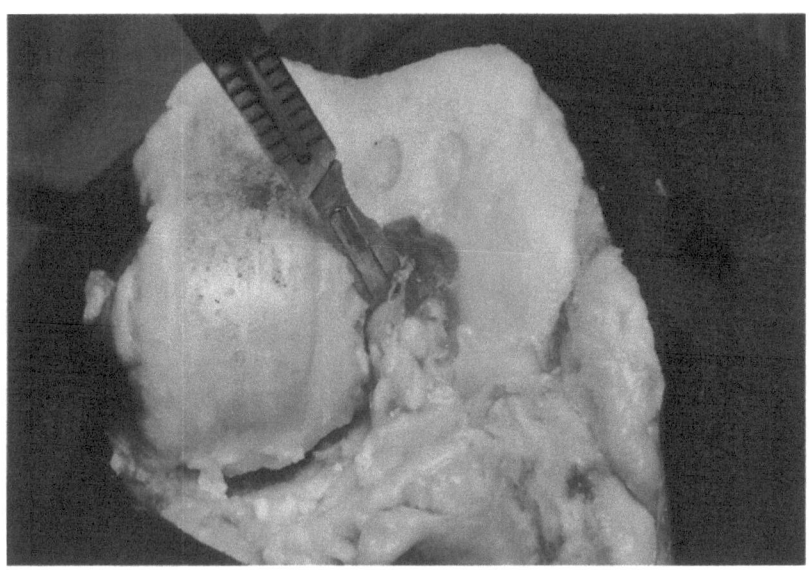

Abb. 68

120

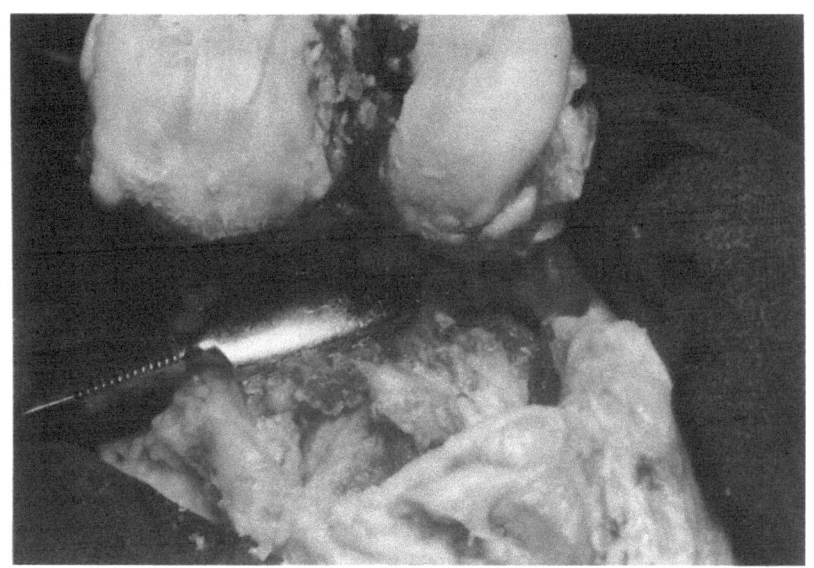

Abb. 69

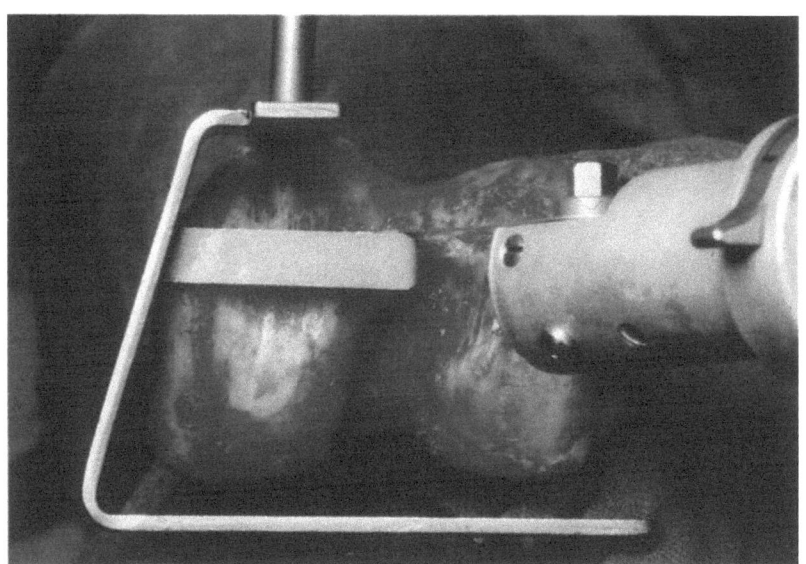

Abb. 70

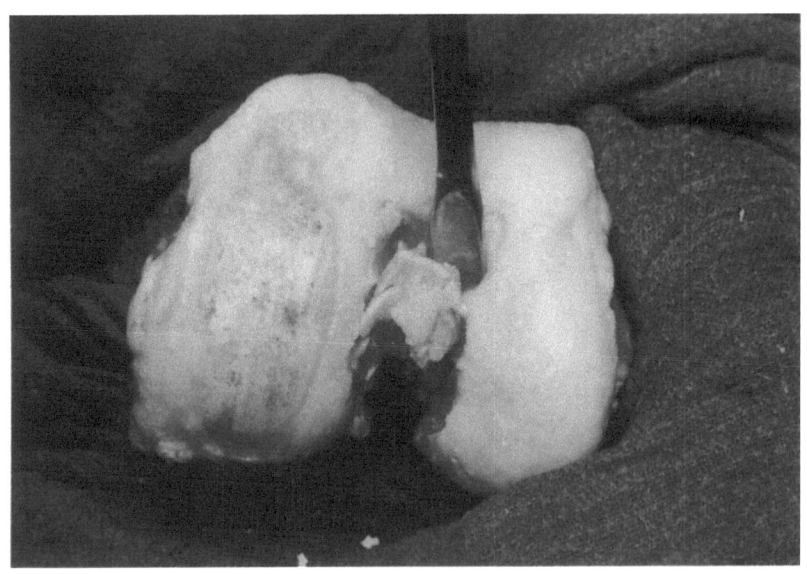

Abb. 71

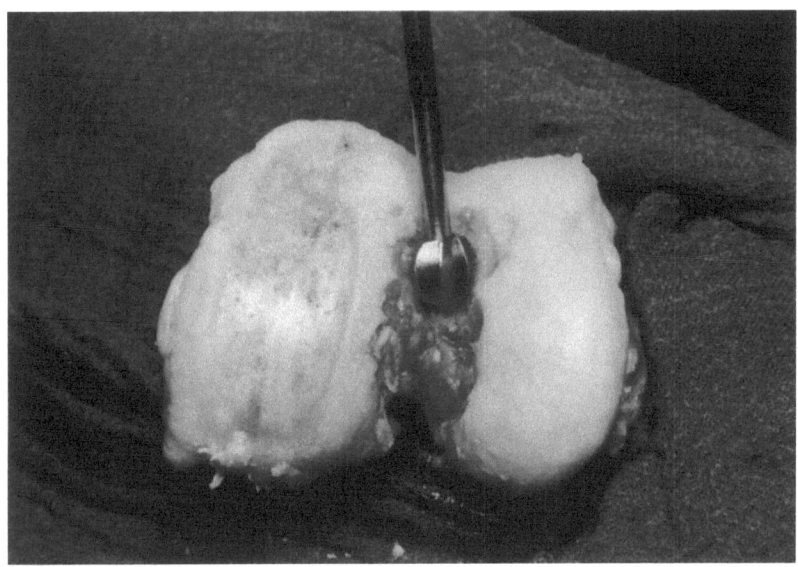

Abb. 72

122

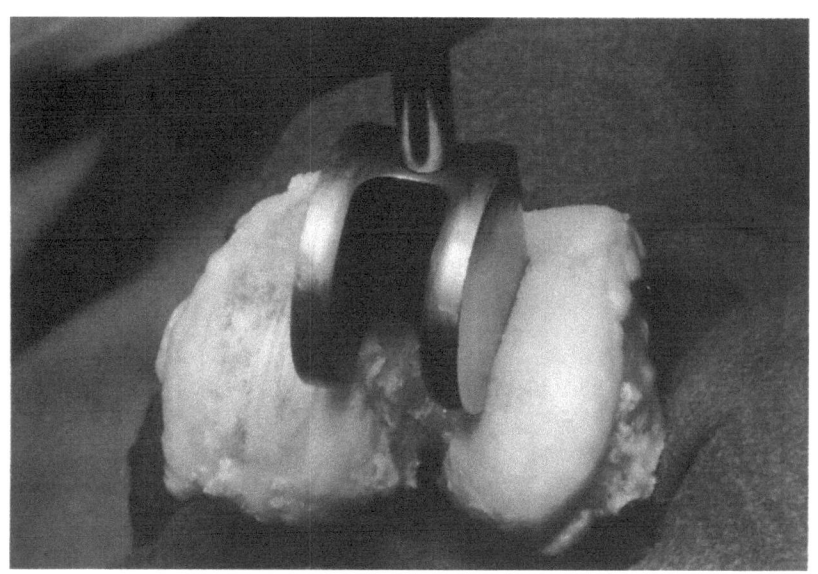

Abb. 73

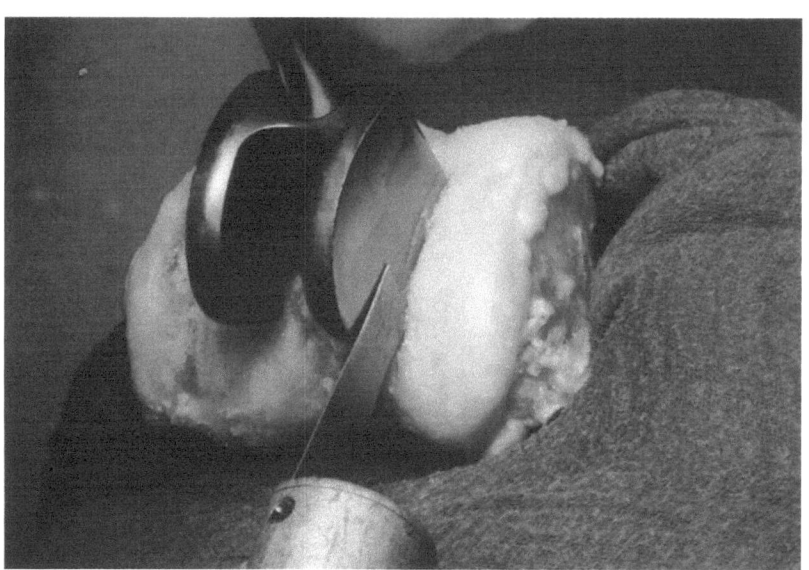

Abb. 74

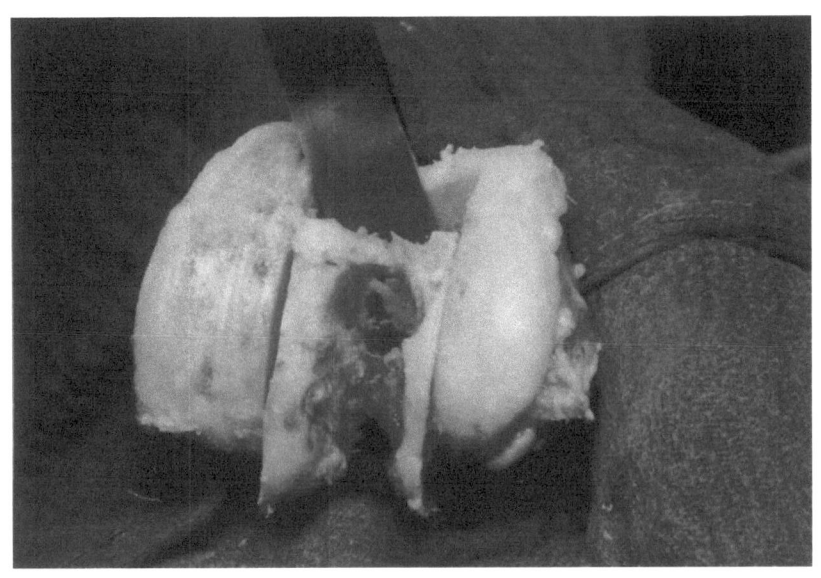

Abb. 75

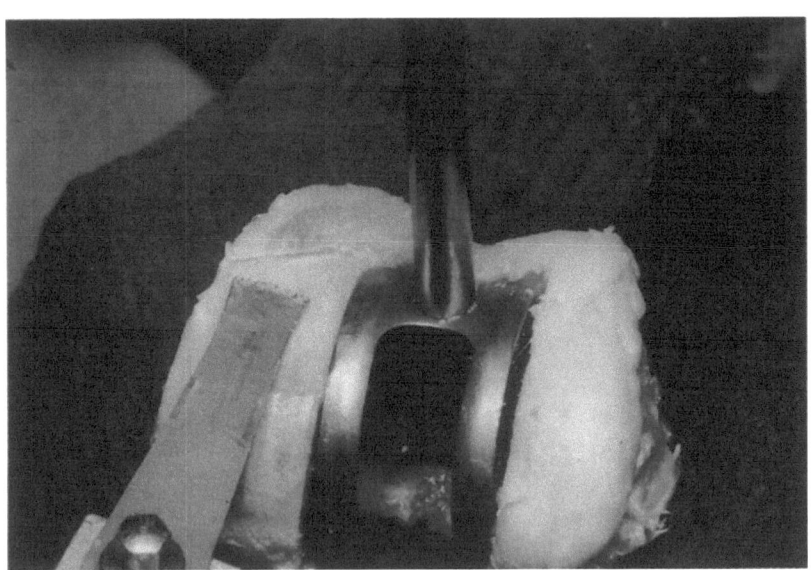

Abb. 76

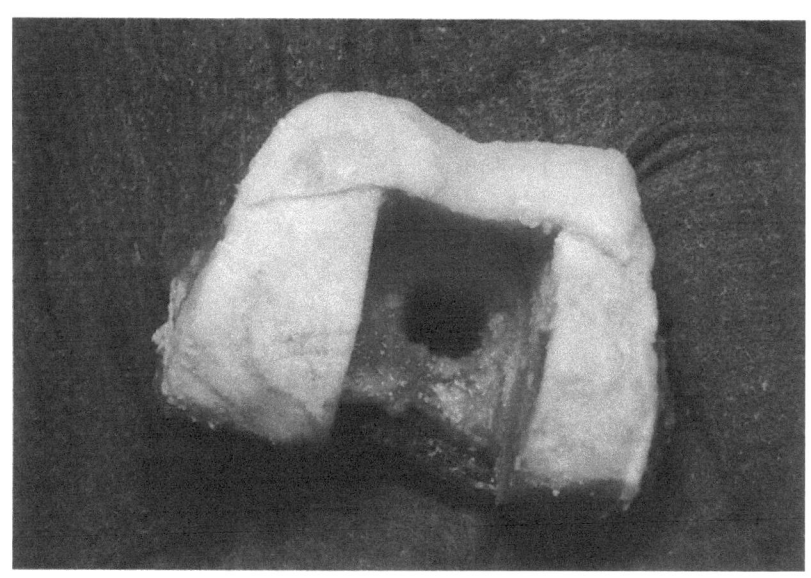

Abb. 77

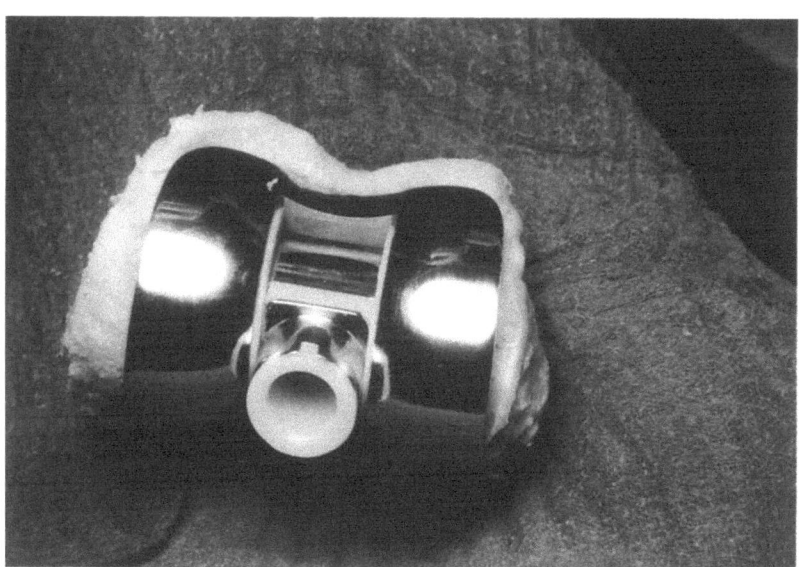

Abb. 78

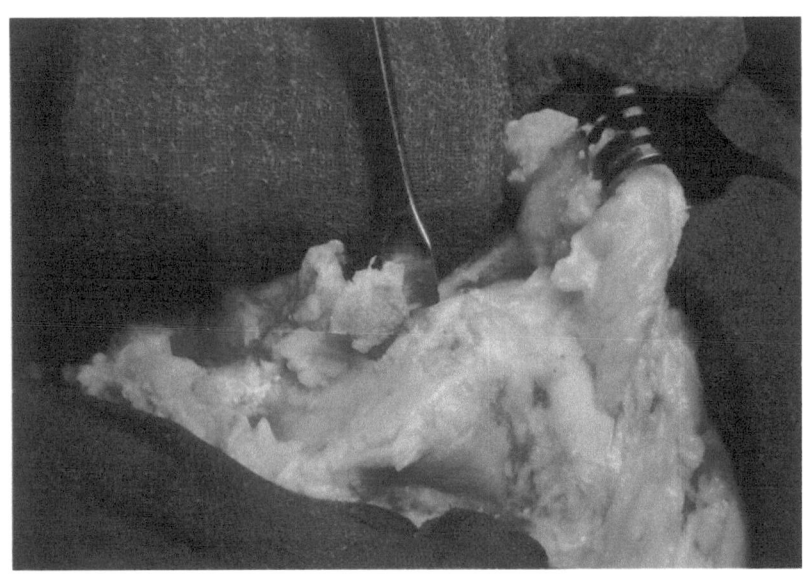

Abb. 79

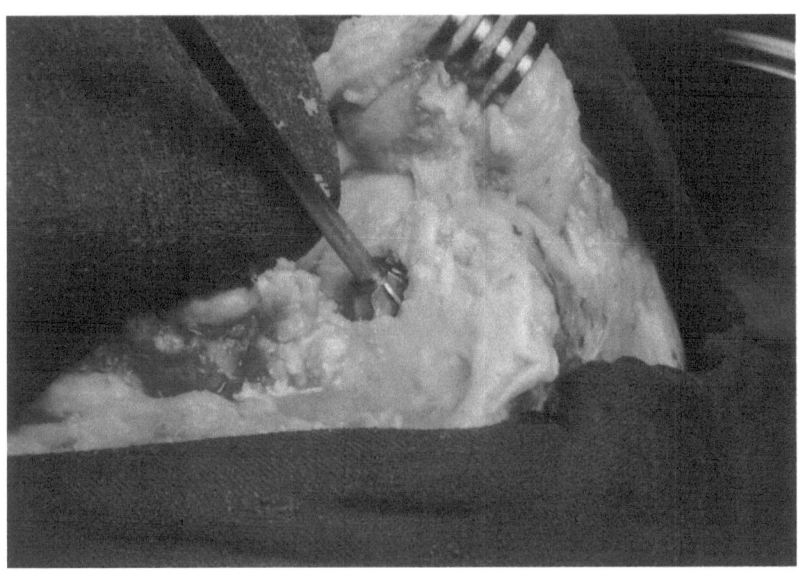

Abb. 80

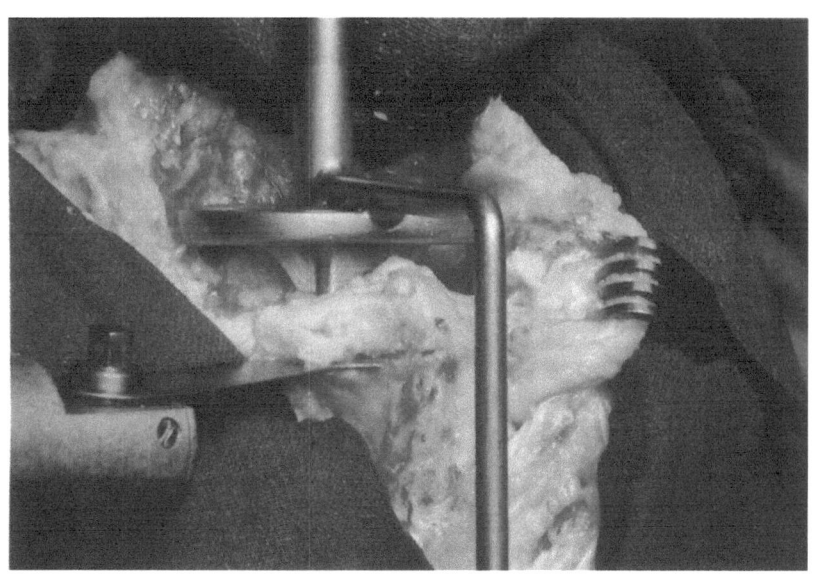

Abb. 81

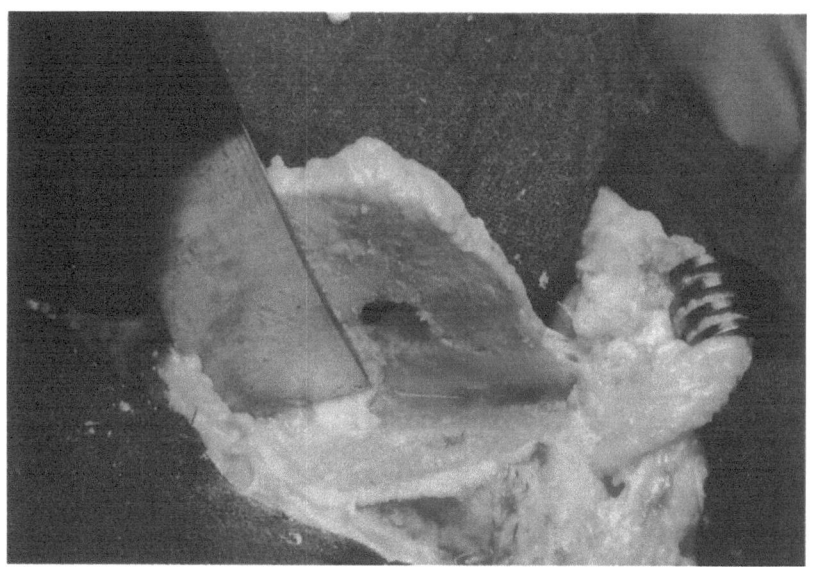

Abb. 82

127

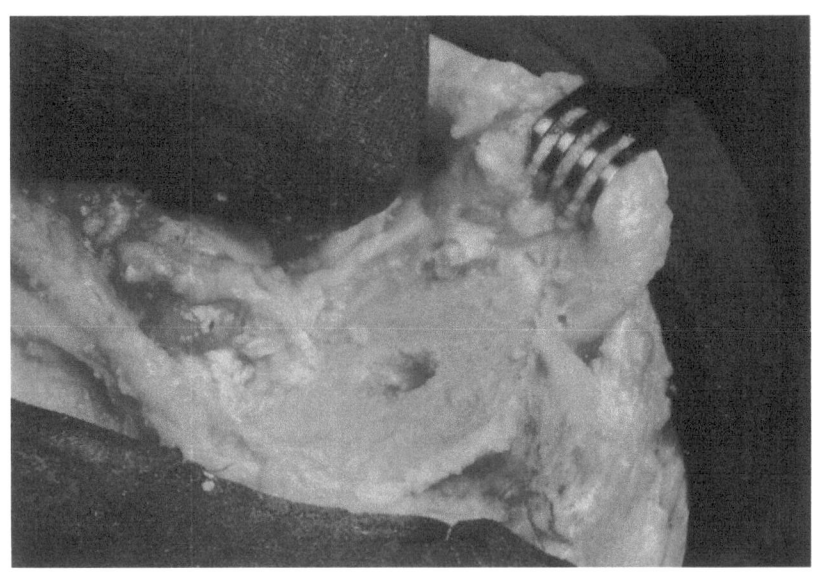

Abb. 83

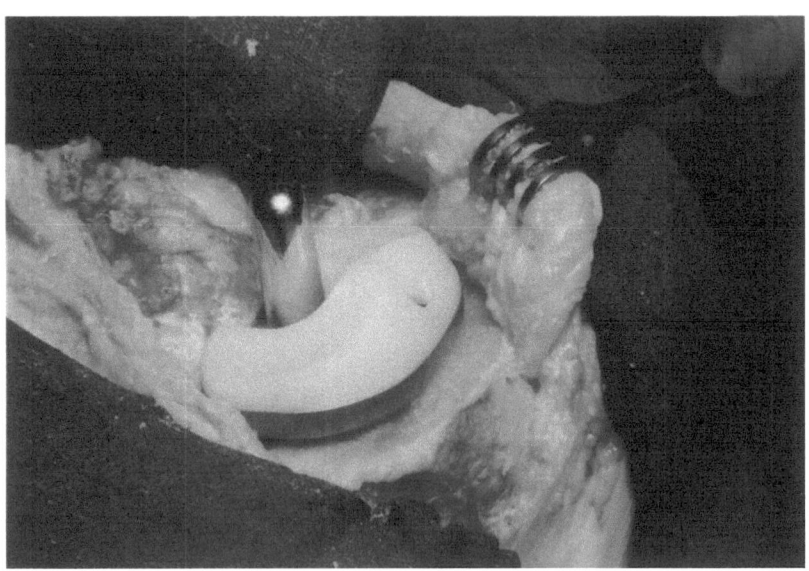

Abb. 84

128

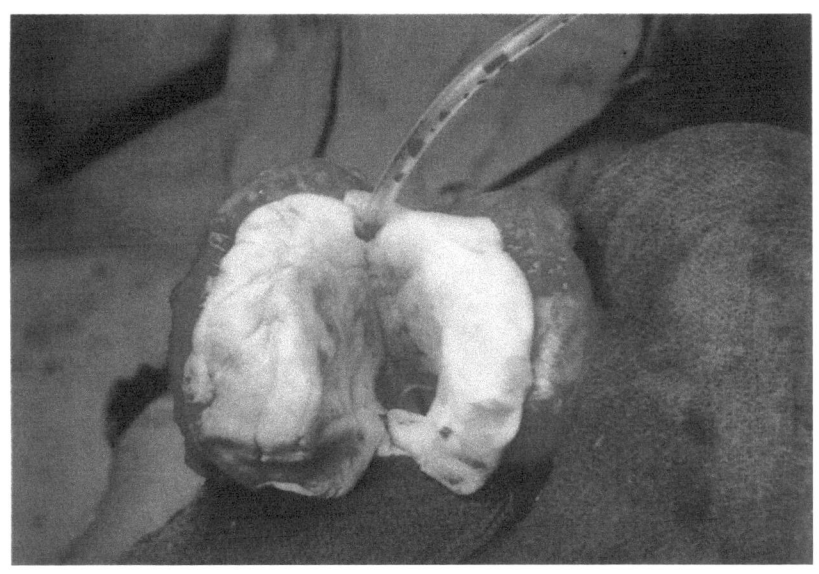

Abb. 85

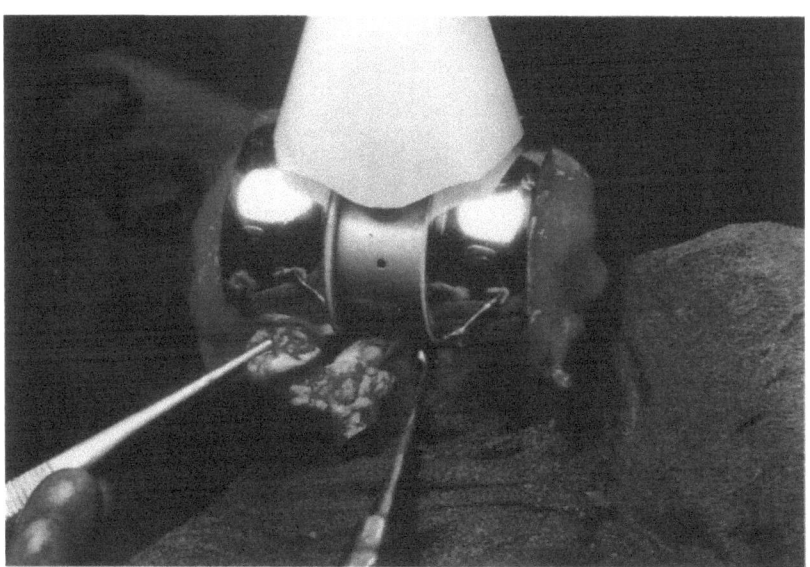

Abb. 86

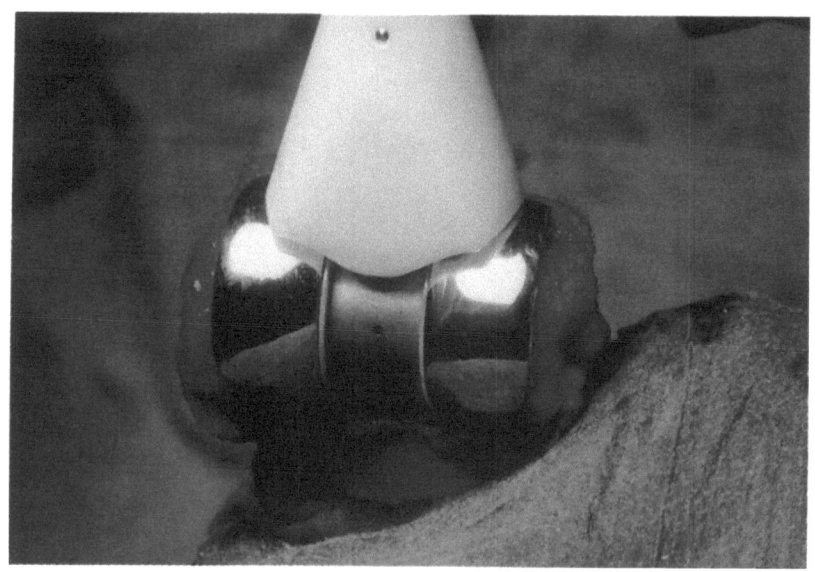

Abb. 87

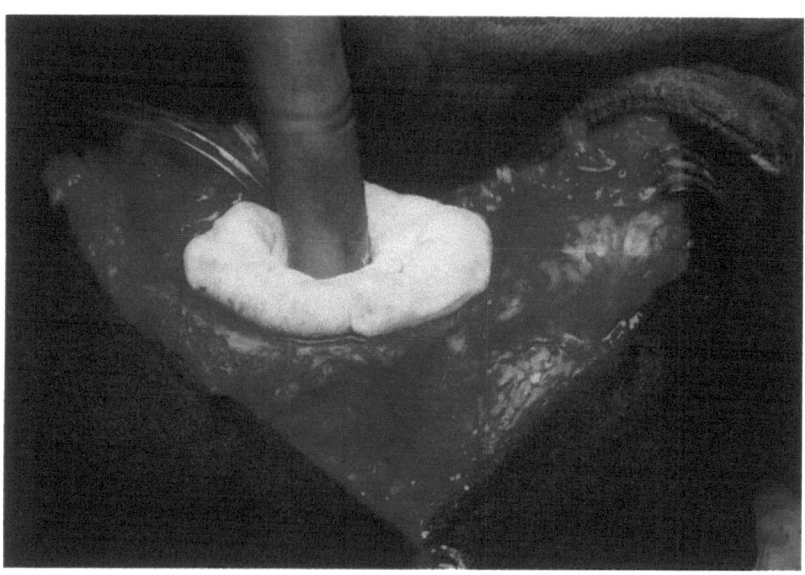

Abb. 88

130

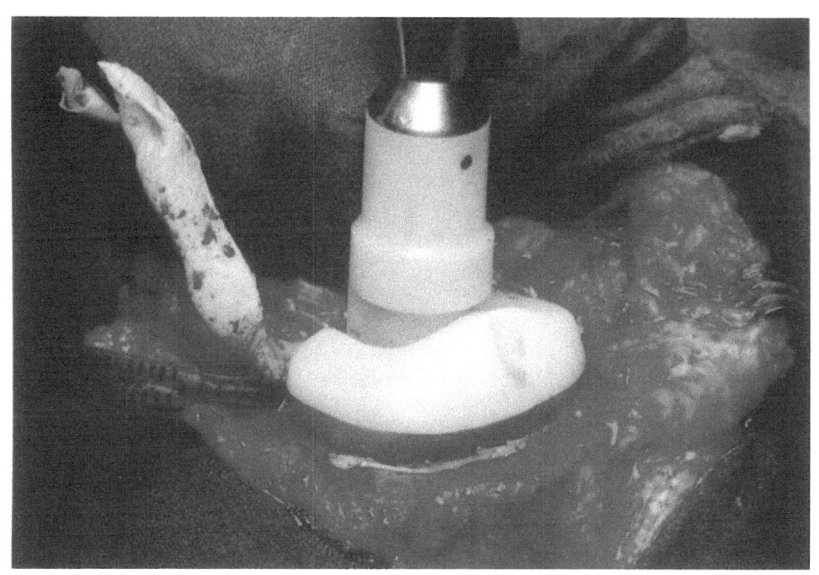

Abb. 89

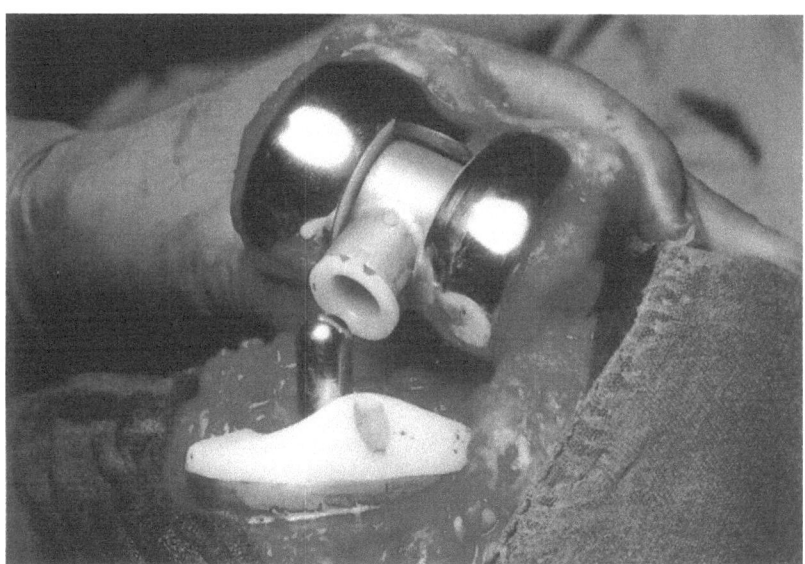

Abb. 90

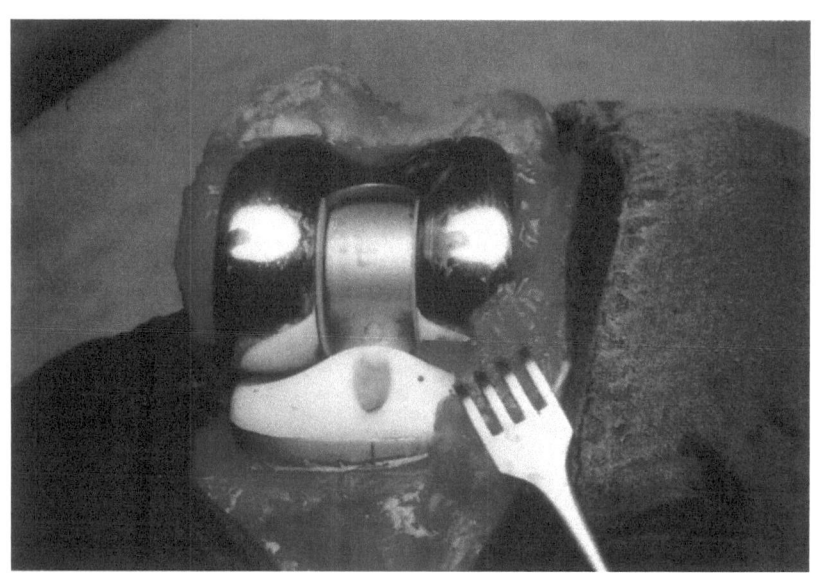

Abb. 91

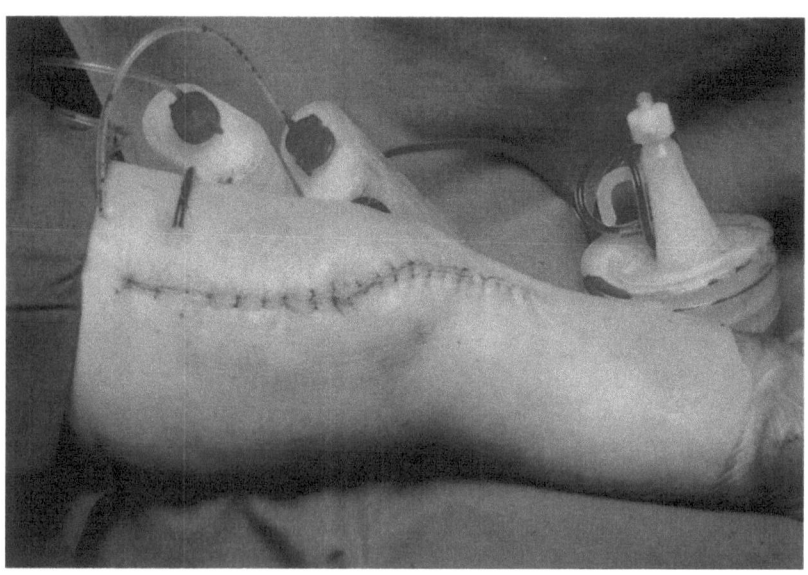

Abb. 92

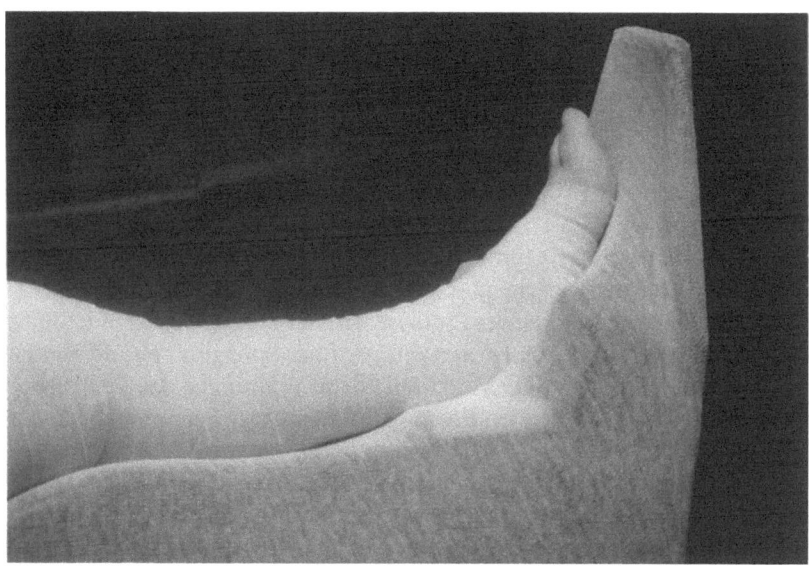

Abb. 93

Damit werden die seitlichen Schnittebenen und die Resektionstiefe festgelegt (Abb. 74).

Die hintere Schnittebene liegt durchschnittlich am Übergang der hinteren Condylen in den Oberschenkelschaft. Nach der Entfernung des intracondylären Spongiosablocks, der nur eine Breite von 30 mm hat, bleiben die Condylen weitgehend erhalten (Abb. 75).

Die Sägelehre 2 wird dann in den intracondylären Raum so weit eingeführt, daß die ventrale Kante mit der subchondralen Ebene des Condylengleitlagers abschließt. Mit der oszillierenden Säge werden dann die Condylen der Form der Prothesenkufen angeglichen (Abb. 76).

Der Niveauunterschied zwischen dem patellaren Gleitlager und den zurechtgeschnittenen Condylen entspricht der Stärke der Prothesenkufen (Abb. 77).

Der Übergang zwischen Prothese und patellarem Gleitlager sollte möglichst stufenlos sein. Inkongruenzen, die vorwiegend auf der medialen Condylenseite auftreten, müssen durch Resektion dieses Bereiches u. U. angeglichen werden. Hierzu ist ein probeweises Einsetzen der femoralen Komponente erforderlich (Abb. 78).

Die Markhöhle der Tibia wird etwa am Übergang vom vorderen zum mittleren Drittel des sagittalen Durchmessers aufgemeißelt (Abb. 79).

Mit dem Kronenbohrer und evtl. einer Raspel wird die Öffnung erweitert (Abb. 80).

Die Sägelehre 3, die der tibialen Komponente entspricht, wird dann in die Markhöhle eingeführt und mit ihrem Visierarm parallel zur Unterschenkellängsachse ausgerichtet. Die Resektionsebene der Tibia kann so über das Plateau der Sägelehre 3 anvisiert werden (Abb. 81).

Die abgelöste Gelenkfläche wird nach Durchtrennen hinterer und lateraler Kapselanteile entfernt (Abb. 82).

Die resezierte Tibiafläche ist dann vorbereitet für die Aufnahme der tibialen Komponente (Abb. 83).

Die tibiale und femorale Komponente werden für den Probelauf eingeführt. Neben der Beachtung einer einwandfreien Streckung und Beugung bedarf es besonders der Austarierung einer regelrechten Rotationsstellung zwischen Ober- und Unterschenkel. Nach dem Probelauf sollte die Mitte der ventralen Tibiaplatte durch eine kleine Nut an der ventralen Knochenkante festgelegt werden. Sie dient zur Orientierung bei der Einzementierung der Komponente (Abb. 84).

Vor der Einzementierung der Prothese wird eine zuvor bestehende Blutsperre gelöst. Die Markhöhle des Oberschenkels wird mit Spongiosa aus dem intracondylären Raum verblockt und die Markhöhle beim Einbringen des Zementes drainiert. Es bedarf einer ausreichenden Beschichtung auch der Femurcondylen mit Zement (Abb. 85).

Die femorale Komponente wird dann eingeführt und in ihre endgültige Position angepreßt. Überquellender Zement wird entfernt (Abb. 86).

Mit dem femoralen Einschlaggerät wird die Komponente durch gleichmäßiges Anpressen bis zur endgültigen Aushärtung des Zementes fixiert (Abb. 87).

Auch die tibiale Markhöhle wird mit Spongiosa verblockt und drainiert, bevor der Zement eingegeben wird (Abb. 88).

Die tibiale Komponente wird dann eingeführt und mit dem Einschlaggerät angepreßt und gehalten und überschüssiger Zement entfernt (Abb. 89).

Die beiden Komponenten werden dann durch Einführen des Führungszapfens der tibialen Komponente in die Längsbohrung des Kreuzgelenkes der femoralen Komponente zusammengesetzt (Abb. 90 u. 91).

Nach Einlegen von zwei Redondrainagen wird die Faszie einschichtig verschlossen und nach Drainage der Subkutis die Hautnaht angelegt (Abb. 92) (das bandagierte Bein wird vorübergehend auf einer Schaumstoffschiene in leichter Beugestellung gelagert) (Abb. 93).

Die Mobilisierung des Patienten beginnt unter krankengymnastischer Anleitung am 2. postoperativen Tag.

10. Literaturverzeichnis

1. Aglietti, P, Insall, J. N., Walker, P. S. (1975) A new patellaprosthesis. Clin. Orthop. 107: 175
2. Ahlberg, Å., Lindén, B. (1977) Arthroplasty of the knee in osteoarthritis and rheumatoid arthritis. Acta orthop. scand. 48: 99
3. Alnot, J. Y., Aubriot, J. H., Deburge, A., Dubousset, J. F., Kenesi, C., Mazas, F., Patel, A., Schramm, P. (1971) Total arthroplasia of the knee: The G. U. E. P. A. R. prosthesis. Rev. orthop., Paris 57: 575
4. Andriacchi, T. P., Andersson, G. B. J., Fermier, R. W., Stern, D., Galante, J. O. (1980) A study of lower-limb mechanics during stair-climbing. J. Bone Jt. Surg. 62-A: 749
5. Attenborough, C. G. (1974) Stabilized gliding total knee replacement. In: The Knee Joint. Proc. Internat. Congr., Rotterdam 13–15 Sept. 1973. Ed.: O. S. Ingwersen, B. van Linge; Excerpta Medica, Amsterdam, S. 228 (Int. Congr. Ser. No. 324)
6. Attenborough, C. G. (1976) Total knee replacement using the stabilized gliding prosthesis. Ann. Roy. Coll. Surg. Engl. 58: 4
7. Attenborough, C. G. (1978) The Attenborough total knee replacement. J. Bone Jt. Surg. 60-B: 320
8. Baer, W. S. (1918) Arthroplasty with the aid of animal membrane. Amer. J. Orthop. Surg. 16: 1
9. Bandi, W., Brennwald, J. (1974) The significance of femoropatellar pressure in the pathogenesis and treatment of chondromalacia patellae and femoropatellar arthrosis. In: The Knee Joint. Excerpta Medica, Amsterdam
10. Bandi, W. (1977) Die retropatellaren Kniegelenksschäden. Huber, Bern Stuttgart Wien (Akt. Probl. Chir. Orthop. Bd 4)
11. Bargar, W. L., Cracchiolo, A., Amstutz, H. C. (1980) Results with the constrained total knee prosthesis in treating severely disabled patients and patients with failed total knee replacements. J. Bone Jt. Surg. 62-A: 504
12. Bargren, J. H., Day, W. H., Freeman, M. A. R., Swanson, S. A. V. (1978) Mechanical tests on the tibial components of non-hinged knee prostheses. J. Bone Jt. Surg. 60-B: 256
13. Barton, J. R. (1827) On the treatment of ankylosis by the formation of artificial joints. North. Am. J. 1: 7
14. Biehl, G., Harms, J., Hauser, U. (1973) Experimentelle Untersuchungen über die Wärmeentwicklung im Knochen bei der Polymerisation von Knochenzement. Arch Orthop. Unfall-Chir. 78: 62
15. Billroth, Th., v. Winiwarter, A. (1887) Chirurgische Pathologie und Therapie. 13. Aufl. Reimer, Berlin
16. Blauth, W. (1974) Über eine neue Kniegelenkstotalprothese. Med. Orthop. Techn. 3: 65
17. Blauth, W., Donner, K. (1979) Zur Geschichte der Arthroplastik. Z. Orthop. 117: 997
18. Blazina, M. E., Fox, J. M., Del Pizo, W., Bronkheim, B., Ivey, F. M. (1979) Patellofemoral replacement. Clin. Orthop. 144: 98
19. Blietz, R. (1974) Konstruktion einer einfachen sphärischen Kniegelenksendoprothese und deren klinische Anwendbarkeit. Z. Orthop. 112: 964
20. Brantigan, O. C., Voshell, A. F. (1941) The mechanics of the ligaments and menisci of the knee joint. J. Bone Jt. Surg. 23: 44
21. Braune, W., Fischer, O. (1891) Die Bewegungen des Kniegelenkes. Abhdlg. Königl. Sächsische Ges. Wiss. Math.-phys. Cl. Bd 12, Nr. 39: 77
22. Brown, J. W., McGow, H. W., Shaw, D. T. (1958) Use of cutis as an interposing membrane in arthroplasty of the knee. J. Bone Jt. Surg. 40-A: 1003

23. Buchholz, H. W. (1969) Technik und Anwendungsmöglichkeiten der totalen Endoprothese für das Hüftgelenk. Langenbecks Arch. Chir. 325: 777

24. Buchholz, H. W., Engelbrecht, H. (1970) Über die Depot-Wirkung einiger Antibiotika bei der Vermischung mit dem Kunstharz Palacos. Chirurg 41: 511

25. Buchholz, H. W., Strickle, E. (1972) Das Gleitreibverhalten von künstlichen Hüftgelenken mit Kunststoffpfanne. Chirurg 43: 453

26. Buchholz, H. W., Engelbrecht, E. (1973) Die intracondyläre totale Kniegelenksendoprothese Modell »St. Georg«. Chirurg 44: 373

27. Buchholz, H. W., Elson, R. A., Engelbrecht, E., Lodenkämper, H., Röttger, J., Siegel, A. (1981) Management of deep infection of total hip replacement. J. Bone Jt. Surg. 63-B: 342

28. Campbell, W. C. (1921) Arthroplasty of the knee. J. Orthop. Surg. 3: 430

29. Campbell, W. C. (1940) Interposition of Vitallium plates in arthroplasties of the knee. Amer. J. Surg. 47: 639

30. Cavendish, M. E., Wright, J. T. M. (1978) The Liverpool Mark II knee prosthesis. J. Bone Jt. Surg. 60-B: 315

31. Charnley, J. (1979) Low-friction arthroplasty of the hip. Springer, Berlin Heidelberg New York

32. Chen, S. C., Helal, B. (1980) Preliminary results of the Sheehan total knee prosthesis. Int. Orthop. (SICOT) 4: 67

33. Colley, J., Cameron, H. K., Freeman, M. A. R., Swanson, S. A. V. (1978) Loosening of the femoral component in surface replacement of the knee. Arch. Orthop. Traumat. Surg. 92: 31

34. Convery, F. R., Mineer-Convery, M., Malcolm, L. L. (1980) The spherocentric knee. A re-evaluation and modification. J. Bone Jt. Surg. 62-A: 320

35. Coventry, M. B., Finerman, A. M., Riley, L. H., Turner, R. H., Upshaw, J. E. (1972) A new geometric knee for total knee arthroplasty. Clin. Orthop. 83: 157

36. Crowninshield, R., Pope, M. H., Johnson, R. J. (1976) An analytical model of the knee. J. Biomech. 9: 397

37. Dadurian, A., Heimel, R. (1977) Die totale Rotationsprothese des Kniegelenkes nach Dr. Dadurian. Med. Orthop. Techn. 92: 12

38. Debrunner, A. M., Seewald, K. (1964) Die Belastungen des Kniegelenkes in der Frontalebene. Z. Orthop. 98: 508

39. Debrunner, H. U. (1974) Der Ersatz von Gelenken unter biomechanischen Gesichtspunkten. In: Biopolymere und Biomechanik von Bindegewebssystemen. 7. Wiss. Konfer. d. Ges. Dtsch. Naturforscher u. Ärzte, Bad Neuendorff, Jan. 1974. Springer, Berlin Heidelberg New York, S. 461

40. Delling, G., Engelbrecht, E. (1980) Morphologische Veränderungen der Knochen-Zement-grenze nach mehrjähriger Endoprothesenimplantation. 5. Symposium Arbeitskreis Osteologie, Wien, Okt. 1980

41. Dempster, W. T., Liddicoat, R. T. (1952) Compact bone as a non-isotropic material. Amer. J. Anat. 91: 331

42. De Palma, A. F., Sawyer, B., Hoffman, J. D. (1960) Reconsideration of lesions affecting the patellofemoral joint. Clin. Orthop. 18: 63

43. Dietschi, C. (1978) Zur Problematik des künstlichen Hüftgelenkes. Gentner, Stuttgart (Med. orthop. Techn. Bd 3)

44. Ducheyne, P., Kagan II, A., Lacey, J. A. (1978) Failure of total knee arthroplasty due to loosening and deformation of the tibial component. J. Bone Jt. Surg. 60-A: 384

45. Eggers, Ch. (1973) Tierexperimentelle Untersuchungen über das Herzkreislaufverhalten nach Anwendung von monomerem Methylmethacrylat. Med.-Diss., Hamburg

46. Ehler, E., Christmann, C., Pfau, H. (1978) Beitrag zur räumlichen Erfassung der Gelenkflächen der Condyli femoris. Anat. Anz. 143: 199

47. Elson, R. A., Watts, N. (1974) The Sheffield knee prosthesis. J. Biomed. Mater, Res. Symposium, 8: 311

48. Elson, R. A. (1977) Persönliche Mitteilungen

49. Engelbrecht, E. (1971) Die Schlittenprothese, eine Teilprothese bei Zerstörungen im Kniegelenk. Chirurg 42: 510

50. Engelbrecht, E. (1972) Die operativen Behandlungsmöglichkeiten bei der Kniegelenksarthrose. Hamburger Ärztebl. 26: 346

51. Engelbrecht, E., Buchholz, H. W., Siegel, A. (1974) Characteristics of the knee joint prosthesis

model „St. Georg" and clinical experience. In: Conf. on total knee replacement. 16–20 Sept., 1974. Inst. Mech. Eng., London, S. 68

52. Engelbrecht, E., Siegel, A., Röttger, J., Buchholz, H. W. (1976) Statistics of total knee replacement: Partial and total knee replacement design „St. Georg". Clin. Orthop. 120: 54
53. Engelbrecht, E. (1979) Totalendoprothese des Kniegelenkes. In: Totalendoprothese und Alternativeingriffe an Hüft- und Kniegelenk. 4. Rotenburger Symposium für Klinik und Praxis, 10. 11. 1979. Hrsg.: H. Rudolph, H. Dölle, S. 86
54. Engelbrecht, E., Nieder, E., Strickle, E., Keller, A. (1980) Experimentelle Untersuchungen zur Optimierung der Hüftendoprothese. Chirurg 51: 677
55. Engelbrecht, E. (1981) Ersatz der großen Körpergelenke (außer Hüfte). Chirurg 52: 681
56. Engelbrecht, E., Nieder, E., Strickle, E., Keller, A. (1981) Intracondyläre Kniegelenksprothese mit Rotationsmöglichkeit – Endo Modell. Chirurg 52: 368
57. Engelbrecht, E., Heinert, K., Nieder, E. (1983) Überlegungen nach Fallkontrollstudien mit Hüft- und Kniegelenksersatz. Chirurg (im Druck)
58. Erkman, M. J., Walker, P. S. (1974) A study of the knee geometry applied to the design of condylar prostheses. Biomed. Eng. 9: 14
59. Evans, E. M., Freeman, M. A. R., Miller, A. J., Vernon-Roberts, B. (1974) Metal sensitivity as a cause of bone necrosis and loosening of the prosthesis in total joint replacement. J. Bone Jt. Surg. 56-B: 626
60. Evans, F. G. (1973) Mechanical properties of bone. Thomas, Springfield
61. Feith, R. (1975) Side-effects of acrylic cement implanted into bone. Munksgaard, Copenhagen (Acta orthop. scand. Suppl. 161)
62. Ferguson, A. B., Brown, Th. D., Fu, F. H., Rutkowski, R. (1979) Relief of patellofemoral contact stress by anterior displacement of the tibial tubercle. J. Bone Jt. Surg. 61-A: 159
63. Fick, R. (1911) Handbuch der Anatomie und Mechanik der Gelenke. T. 3. Spezielle Gelenk- und Muskelmechanik. Fischer, Jena
64. Fischer, O. (1900) Der Gang des Menschen. T. 3. Teubner, Leipzig
65. Fischer, O. (1907) Kinematik organischer Gelenke. Vieweg, Braunschweig
66. Flynn, L. M. (1977) The Noiles hinge knee with axial rotation. Orthopedics 2: 601
67. Flynn, L. M. (1978) Experience with UCI total knee. Clin. Orthop. 135: 188
68. Frankel, V. (1973) Biomechanics of the locomotor system. Orthopedics 19: 1
69. Freeman, M. A. R., Swanson, S. A. V., Todd, R. C. (1973) Total replacement of the knee using the Freeman-Swanson knee prosthesis. Clin. Orthop. 94: 153
70. Freeman, M. A. R., Swanson, S. A. V., Todd, R. C. (1974) Replacement of the knee with the Freeman-Swanson prosthesis; current developments and the result of a clinical trial with a standard prosthesis. In: Conf. on Total Knee Replacement 16–20 Sept., 1974. Inst. Mech. Eng., London, S. 102
71. Freeman, M. A. R., Hammer, A. (1978) Patellar fracture after replacement of the tibiofemoral joint with the ICLH prosthesis. Arch. Orthop. Traumat. Surg. 92: 63
72. Freeman, M. A. R., Todd, R. C., Bamert, P., Day, W. H. (1978) ICLH-Arthroplasty of the knee: 1968–1977. J. Bone Jt. Surg. 60-B: 339
73. Fukubayashi, T., Torzilli, P. A., Sherman, M. F., Warren, R. F. (1982) An in vitro biomechanical evaluation of anterior-posterior motion of the knee. J. Bone Jt. Surg. 64-A: 258
74. Gemählich, M. (1979) Totaler Kniegelenksersatz. Frühergebnisse mit der sphärozentrischen Kniegelenksendoprothese. Chir. Praxis 25: 505
75. Ghelman, B., Walker, P. S., Shoji, H., Erkman, M. J. (1975) Kinematics of the knee after prosthetic replacement. Clin. Orthop. 108: 149
76. Girzadas, D. V., Geens, S., Clayton, M. L., Leidholt, J. D. (1968) Performance of a hinged metal knee prosthesis. J. Bone Jt. Surg. 50-A: 355
77. Gluck, Th. (1891) Referat über die durch das moderne chirurgische Experiment gewonnenen positiven Resultate, betreffend Naht und den Ersatz von Defekten höherer Gewebe, sowie über die Verwertung resorbierbarer und lebendiger Tampons in der Chrirurgie. Arch. Klin. Chir. 41: 187
78. Goldberg, V. M., Hendeson, B. T. (1980) The Freeman-Swanson ICLH total knee arthroplasty. J. Bone Jt. Surg. 62-A: 1338
79. Groeneveld, H. B., Schöllner, D. (1973) Die Patellarückflächenprothese – eine Ergänzung zur Kniegelenkstotalarthroplastik. Arch. Orthop. Unfall-Chir. 76: 205

80. Groh, H., Weinmann, E. L. (1962) Über die am Kniegelenk auftretenden Kräfte. Z. Orth. 96: 527
81. Groh, H. (1975) Biomechanische Aspekte der Beanspruchung und Überlastung der Haltungs- und Bewegungsorgane bei der Arbeit. Z. Orthop. 113: 636
82. Grood, E. S., Noyes, F. R., Butler, D. L., Suntay, W. J. (1981) Ligamentous and capsular restraints preventing straight medial and lateral laxity in intact human cadaver knees. J. Bone Jt. Surg. 63-A: 1257
83. Grünewald, J. (1919) Die Beanspruchung der langen Röhrenknochen des Menschen. Z. Orthop. Chir. 39: 27
84. Gschwend, N., Scheier, H., Bähler, A. (1974) The GSB knee prosthesis. In: The Knee Joint. Excerpta Medica, Amsterdam, S. 261
85. Gschwend, N. (1975) Die GSB-Kniearthroplastik. Z. Orthop. 113: 537
86. Gschwend, N. (1978) GSB knee joint. Clin. Orthop. 132: 170
87. Gschwend, N., Scheier, H., Bähler, A. (1980) Die GSB-Knieprothese. Med. Orthop. Techn. 100: 128
88. Gschwend, N., Scheier, H., Bähler, A., Meyer, R. P. (1980) The GSB knee arthroplasty. Int. Orthop. (SICOT) 3: 281
89. Gunston, F. H. (1971) Polycentric knee arthroplasty. J. Bone Jt. Surg. 53-B: 272
90. Hallen, L. G., Lindahl, O. (1966) The »Screw-Home« movement in the knee joint. Acta orthop. scand. 37: 97
91. Hanslik, L. (1971) Das patellofemorale Gleitlager beim totalen Kniegelenksersatz. Z. Orthop. 109: 435
92. Harrington, I. J. (1976) The effect of congenital and pathological conditions on the load action transmitted at the knee joint. In: Total Knee Replacement. Conf. Proc. Mech. Eng. Publ., New York, S. 1
93. Harris, L. J., Tarr, R. R. (1979) Implant failures in orthopaedic surgery. Biomat. Med. Devices Artif. Organs 7: 243
94. Heinert, K. (1982) Langzeitergebnisse von Hüftendoprothesen nach einer durchschnittlichen Verlaufszeit von mehr als 10 Jahren. Statistische Auswertung von 2293 Fällen. Med.-Diss., Hamburg
95. Hellinger, J., Purath, W., Crasselt, C. (1978) Über die Kniegelenksendoprothesen unter Berücksichtigung eigener Erfahrungen. Beitr. Orthop. Traum. 25: 545
96. Hennig, W., Blencke, B. A., Brömer, H., Deutscher, K. K., Groß, A., Ege, W. (1979) Investigations with bioactivated PMMA. J. Biomed. Mater. Res. 13: 89
97. Herbert, J.-J. (1972) Nouvelle prothèse totale du genou. Chirurgie 98: 63
98. Hsieh, H.-H., Walker, P. S. (1976) Stabilizing mechanisms of the loaded and unloaded knee joint. J. Bone Jt. Surg. 58-A: 87
99. Huson, A. (1974) Biomechanische Probleme des Kniegelenkes. Orthopäde 3: 119
100. Imbert, J. C., Caltran, M. (1978) L'arthroplastie à glissement du genou par prothèse »géometric«. Rev. Chir. Orthop. 64: 113
101. Insall, J., Ranawat, C. S., Scott, W. N., Walker, P. (1976) Total condylar knee replacement. Clin. Orthop. 120: 149
102. Insall, J., Walker, P. (1976) Unicondylar knee replacement. Clin. Orthop. 120: 83
103. Insall, J., Tria, A. J., Scott, W. N. (1979) The total condylar knee prosthesis. The first 5 years. Clin. Orthop. 145: 68
104. Insall, J., Scott, W. N., Ranawat, C. S. (1979) The total condylar knee prosthesis. A report of 220 cases. J. Bone Jt. Surg. 61-A: 173
105. Insall, J., Aglietti, P. (1980) A Five to Seven-Year Follow-up of Unicondylar Arthroplasty. J. Bone Jt. Surg. 62-A: 1329
106. Insall, J., Tria, A. J., Aglietti, P. (1980) Resurfacing of the patella. J. Bone Jt. Surg. 62-A: 933
107. Iseki, F., Tomatsu, T. (1976) The biomechanics of the knee joint with special reference to the contact area. Keio J. Med. 25: 37
108. Jacobsen, K. (1976) Stress radiographical measurement of the anteroposterior, medial and lateral stability of the knee joint. Acta orthop. scand. 47: 335
109. Jefferiss, C. D., Lee, A. J. C., Ling, R. S. M. (1975) Thermal aspects of self-curing polymethylmethacrylate. J. Bone Jt. Surg. 57-B: 511
110. Jones, D. A., Lucas, H. K., O'Driscoll, M., Price, C. H. G., Wibberley, B. (1975) Cobalt toxicity after McKee hip arthroplasty. J. Bone Jt. Surg. 57-B: 289

111. Jones, W. T., Bryan, R. S., Peterson, L. F. A., Ilstrup, D. M. (1981) Unicompartmental knee arthroplasty using polycentric and geometric hemicomponents. J. Bone Jt. Surg. 63-A: 946

112. Judet, J., Judet, R., Crepin, G., Rigault, A. (1947) Essais de prothèse osteo-articulaire- Presse medical (Paris) Bd 55, p. 302

113. Judet, R. (1979) La prothèse de la hanche – un grand aventure. Vortrag im Hôspital Hecher, Paris

114. Kagan II, A. (1977) Mechanical causes of loosening in knee joint replacement. J. Biomech. 10: 387

115. Kaufer, H. (1971) Mechanical function of the patella. J. Bone Jt. Surg. 53-A: 1551

116. Kaufer, H., Mathews, L. S. (1981) Spherocentric arthroplasty of the knee. J. Bone Jt. Surg. 63-A: 545

117. Kettelkamp, D. B., Johnson, R. J., Smidt, G. L., Chao, E. Y., Walker, M. (1970) An electrogoniometric study of knee motion in normal gait. J. Bone Jt. Surg. 52-A: 775

118. Kettelkamp, D. B., Jakobs, A. W. (1972) Tibiofemoral contact area – determination and implications. J. Bone Jt. Surg. 54-A: 349

119. Kettelkamp, D. B., Nasca, R. (1973) Biomechanics in knee replacement arthroplasty. Clin. Orthop. 94: 8

120. Kettelkamp, D. B. (1978) Knee implants: Review of current status. Orthopedics 1: 21

121. Knese, K. H. (1970) Mechanik und Festigkeit des Knochengewebes. In: Handbuch der medizinischen Radiologie. Springer, Berlin Heidelberg New York

122. Koch, J. C. (1917) The laws of bone architecture, Amer. J. Anat. 21: 177

123. Kocher, T. (1902) Chirurgische Operationslehre. 4. Aufl., Fischer, Jena

124. Krause, W. R., Pope, M. H., Johnson, R. J., Wilder, D. G. (1976) Mechanical changes in the knee after meniscectomy. J. Bone Jt. Surg. 58-A: 599

125. Kuhns, J. G. (1964) Nylon membrane arthroplasty of the knee in chronic arthritis. J. Bone Jt. Surg. 46-A: 448

126. Lacey, J. A. (1978) A statistical review of 100 consecutive „U. C. I." low-friction knee arthroplasties with analysis of results. Clin. Orthop. 132: 163

127. Lang, J., Wachsmuth, W. (1972) Praktische Anatomie Bd 1, T. 4. Bein und Statik. 2. Aufl. Springer, Berlin Heidelberg New York

128. Langer, M. K. (1858) Das Kniegelenk des Menschen. Sitzungsber. math.-nat. Kaiserl. Akad. Wiss. 32: 101

129. Laubenthal, K. N., Smidt, G. L., Kettelkamp, D. B. (1972) A quantitative analysis of knee motion during activities of daily living. Phys. Ther. 52: 34

130. Lettin, A. W. F., Deliss, L. J., Blackburne, J. S., Scales, J. T. (1978) The Stanmore hinged knee arthroplasty. J. Bone Jt. Surg. 60-B: 327

131. Levens, A. A., Berkerly, C. E., Inman, V. T., Blosser, J. A. (1948) Transverse rotation of the segment of the lower extremity in locomotion. J. Bone Jt. Surg. 30-A: 859

132. Levitt, R. L. (1973) A long-term evaluation of patella prosthesis. Clin. Orthop. 97: 153

133. Lexer, E. (1917) Beweglichmachen versteifter Gelenke mit und ohne Gewebszwischenlagerung. Zbl. Chir. 44: 2

134. Linder, L. (1976) Bone cement monomer. Med.-Diss., Göteborg

135. Ling, R. S. M. (1979) Cementing techniques. In: Revision Arthroplasty Proceedings of a Symposium held at Sheffield Univ. 22–24 March 1979. Ed.: R. A. Elson, A. D. S. Caldwell; Med. Education (Services), Oxford, S. 19

136. Lubinus, H. H. (1979) Patella gliding bearing total replacement. Orthopedics 2: 119

137. MacIntosh, D. L. (1958) Hemiarthroplasty of the knee, using space occupying prosthesis for painful varus and valgus deformities. J. Bone Jt. Surg. 40-A: 1431

138. Maquet, P. G. J. (1974) Biomechanische Aspekte der Femur-Patella-Beziehungen. Z. Orthop. 112: 620

139. Maquet, P. G. J., van de Berg, A. J., Simonet, J. C. (1975) Femorotibial weight-bearing areas. J. Bone Jt. Surg. 57-A: 766

140. Maquet, P. G. J. (1976) Biomechanics of the knee. Springer, Berlin Heidelberg New York

141. Markolf, K. L., Mensch, J. S., Amstutz, H. C. (1976) Stiffness and laxity of the knee – the contribution of the supporting structures. J. Bone Jt. Surg. 58-A: 583

142. Markolf, K. L., Graff-Redford, A. G., Amstutz, H. C. (1978) In vivo knee stability. J. Bone Jt. Surg. 60-A: 664

143. Markolf, K. L., Bargar, W. L., Shoemaker, S. C., Amstutz, H. C. (1981) The role of joint load in knee stability. J. Bone Jt. Surg. 63-A: 570
144. Marmor, L. (1973) The modular knee. Clin. Orthop. 94: 242
145. Matthews, L. S., Sonstegard, D. A., Kaufer, H. (1973) The spherocentric knee. Clin. Orthop. 94: 234
146. Matthews, L. S., Sonstegard, D. A., Henke, J. A. (1977) Loadbearing characteristics of the patello-femoral joint. Acta orthop. scand. 48: 511
147. McAuland, W. R. (1933) Knee joint arthroplasty. J. Amer. Med. Ass. 101: 1699
148. McKeever, D. C. (1943) The use of cellophane as an interposition membrane in synovectomy. J. Bone Jt. Surg. 25: 576
149. McKeever, D. C. (1955) Patellar Prosthesis. J. Bone Jt. Surg. 37-A: 1074
150. McKeever, D. C. (1960) Tibial Plateau prosthesis. Clin. Orthop. 18: 86
151. Mensch, J. S., Amstutz, H. C. (1975) Knee morphology as a guide to knee replacement. Clin. Orthop. 112: 231
152. Menschik, A. (1974) Mechanik des Kniegelenkes. T. 1. Z. Orthop. 112: 481
153. Menschik, A. (1975) Mechanik des Kniegelenkes. T. 2.: Schlußrotation. Z. Orthop. 113: 388
154. Messerer, O. (1880) Über Elastizität und Festigkeit der menschlichen Knochen. Cotta, Stuttgart
155. Meyer, H. (1853) Die Mechanik des Kniegelenkes. Müllers Arch.: 497
156. Mirra, J. M., Amstutz, H. C., Matos, M., Gold, R. (1976) The pathology of the joint tissues and its clinical relevance in prosthesis failure. Clin. Orthop. 117: 221
157. Mittelmeier, H., Hauser, U., Harms, J. (1979) Lösung des biochemischen und mechanischen Zementproblems mit Apatit-Carbonfaser-Zement. Osteosynthese, Endoprothetik und Biomechanik der Gelenke. Thieme, Stuttgart
158. Modig, J. (1975) Studies on the aetiology and nature of the pulmonary and circulatory reactions during total hip replacement. Doct. Thesis, Uppsala
159. Morrison, J. B. (1968) Bioengineering analysis of force actions transmitted by the knee joint. Biomed. Eng. 2: 164
160. Morrison, J. B. (1969) Function of the knee joint in various activities. Biomed. Eng. 4: 573
161. Morrison, J. B. (1970) The mechanics of the knee joint in relation to normal walking. J. Biomech. 6: 79
162. Müller, K., Oest, O. (1975) Wechselwirkung zwischen Konstruktion und Verankerung von Kniegelenksendoprothesen. Arch. Orthop. Unfall-Chir. 83: 197
163. Müller, M. (1976) Eigenschaften und Einsatzmöglichkeiten eines verbesserten metallischen Implantwerkstoffes auf Kobalt-Chrom-Basis. Vortrag 118. Tagung der Vereinigung Nordwestdeutscher Chirurgen, Hamburg
164. Murphy, J. B. (1913) Arthroplasty. Ann. Surg. 57: 593
165. Murray, D. G., Wilde, A. H., Werner, F., Foster, D. (1977) Herbert total knee prosthesis. J. Bone Jt. Surg. 59-A: 1026
166. Murray, D. G. (1980) In defence of becoming unhinged. J. Bone Jt. Surg. 62-A: 495
167. Murray, M. P., Drought, A. B., Kory, R. C. (1964) Walking pattern of normal men. J. Bone Jt. Surg. 46-A: 335
168. Newer knowledge of total knee replacement. Symposium (1979) Clin. Orthop. 145: 2
169. Nieder, E., Buchholz, H. W. (1981) Die Verwendung von Femurtrichternetzen bei der Totalendoprothese des Hüftgelenkes. Kommentar zu: A. Voorhoeve, C. Kranz, E. Weile; Chir. Praxis 29: 131
170. Nietert, M. (1975) Untersuchungen zur Kinematik des menschlichen Kniegelenkes im Hinblick auf ihre Approximation in der Prothetik. Ing.-Diss., Berlin
171. Nogi, J., Caldwell, J. W., Kauzlarich, J. J., Thompson, R. C. (1976) Load testing of geometric and polycentric total knee replacement. Clin. Orthop. 114: 235
172. Noesberger, B., Gerber, Ch. (1978) Arthroplastischer Kniegelenksersatz. Ther. Umsch. 35: 322
173. Oest, O., Müller, K., Hupfauer, W. (1975) Die Knochenzemente. Enke, Stuttgart
174. Oh, I., Harris, W. H. (1978) Proximal strain distribution in the loaded femur. J. Bone Jt. Surg. 60-A: 75
175. Ollier, L. (1887) Des résection orthopédiques dans le traîtement des ankyloses osseuses de la hanche et genou. Congr. Fr. Chir.: 261
176. Osgood, R. B. (1913) The end results of attempts to mobilize stiffened joints. Surg. Gynec. Obstet. 17: 664

177. Paul, J. P. (1971) Load actions on the human femur in walking and some resultant stresses. Exp. Mech. 11: 121
178. Paul, J. P. (1973) Design aspects of endoprostheses for the lower limb. In: Perspectives in biomedical engineering. Ed.: R. M. Kenedi, Univ. Park. Pr., Baltimore, S. 91
179. Paul, J. P., Poulson, P. (1974) The analysis of forces transmitted by joints in the human body. In: Proc. 5th Int. Conf. Exp. Stress Analysis Udine, 1974. paper 32: 334
180. Paul, J. P., McGrouther, D. A. (1975) Forces transmitted at the hip and knee joint of normal and disabled persons during a range of activities. Acta orthop. belg. 41 (Suppl. 1): 78
181. Paul, J. P. (1976) Force action transmitted in the knee of normal subjects and by prosthetic joint replacement. In: Total Knee Replacement. Conf. Proc. Mech. Eng. Publ., New York, S. 126
182. Pauwels, F. (1965) Gesammelte Abhandlungen zur funktionellen Anatomie des Bewegungsapparates. Springer, Berlin Heidelberg New York
183. Payr, E. (1910) Über die operative Mobilisierung ankylosierter Gelenke. Münch. Med. Wschr. 57: 1921
184. Péan, J. E. (1894) Des moyens prosthétiques destinés à obtenir la réparation des parties osseuses. Gaz. Hôp. Paris, 67: 291
185. Perry, J., Antonelli, D., Ford, W. (1975) Analysis of knee joint forces during flexed knee stance. J. Bone Jt. Surg. 57-A: 961
186. Pickett, J. C., Stoll, D. A. (1979) Patellaplasty or Patellectomy? Clin. Orthop. 144: 103
187. Platt, G., Pepler, C. (1969) Mould arthroplasty of the knee. J. Bone Jt. Surg. 51-B: 76
188. Potter, T. A., Weinfeld, M. S., Thomas, W. H. (1972) Arthroplasty of the knee in rheumatoid arthritis and osteoarthritis. J. Bone Jt. Surg. 54-A: 1
189. Puls, P., Brussatis, F., Staudte, H. W., Blümlein, H. (1979) Beitrag zur Differentialindikation des endoprothetischen Kniegelenkersatzes. Z. Orthop. 118: 279
190. Putti, V. (1920) Arthroplasty of the knee joint. J. Orthop. Surg. 2: 530
191. Rand, J. A., Coventry, M. B. (1980) Stress fractures after total knee arthroplasty. J. Bone Jt. Surg. 62-A: 226
192. Reckling, F. W., Dillon, W. L. (1977) The bone-cement interface temperature during total joint replacement. J. Bone Jt. Surg. 59-A: 80
193. Reilley, D. T., Martens, M. (1972) Experimental analysis of the quadriceps muscle force and patellofemoral joint reaction force for various activities. Acta orthop. scand. 43: 126
194. Ritter, G., Grüner, A., Schweikert, C. H. (1973) Biomechanische Ursachen von Lockerung und Bruch der Hüftendoprothesen. Arch. Orthop. Unfall-Chir. 77: 154
195. Röhrle, H., Scholten, R., Sigolotto, C., Sollbach, W. (1980) Kraftflußberechnungen in Knochenstrukturen und Prothesen. Phase III. BMFT Forschungsbericht T80–174, Freiburg
196. Röhrle, H., Scholten, R., Sollbach, W. (1980) Die mechanische Beanspruchung bei Knieschaftprothesen auf der Femurseite. Biomed. Techn. 25: 178
197. Röttger, J., Heinert, K. (1983) Die Knieendoprothesensysteme „St. Georg". Beobachtungen und Ergebnisse nach 10 Jahren Erfahrung mit über 3700 Operationen. (im Druck)
198. Roffmann, M., Hirsh, D. M., Mendes, D. G. (1980) Fracture of the resurfaced patella in total knee replacement. Clin. Orthop. 148: 112
199. Rohlmann, A., Zilch, H., Bergmann, G., Kölbel, R. (1980) Material properties of femoral cancellous bone in axial loading. Arch. Orthop. Traumat. Surg. 97: 95
200. Rooker, G. D., Wilkinson, J. D. (1980) Metal sensitivity in patients undergoing hip replacement. J. Bone Jt. Surg. 62-B: 502
201. Ross, R. F. (1932) A quantitative study of rotation of the knee joint in man. Anat. Rec. 52: 209
202. Samson, J. E. (1949) Arthroplasty of the knee joint, late results. J. Bone Jt. Surg. 31-B: 50
203. Schlag, G. (1974) Experimentelle und klinische Untersuchungen mit Knochenzementen. Hillinek, Wien
204. Scott, R. (1979) Prosthetic replacement of the patellofemoral joint. Orthop. Clin. N. Amer. 10: 129
205. Scott, R. D., Santore, R. F. (1981) Unicondylar unicompartmental replacement for osteoarthritis of the knee. J. Bone Jt. Surg. 63-A: 536
206. Seedhom, B. B., Longton, E. B., Dowson, D., Whrigt, V. (1974) The Leeds Knee. In: Conf. on Total Knee Replacement, 16–20 Sept. 1974. Inst. Mech. Eng., London, S. 108
207. Sedlin, E. D., Hirsch, C. (1966) Factors affecting the determination of the physical properties of femoral cortical bone. Acta orthop. scand. 37: 29

208. Semlitsch, M. (1974) Technischer Fortschritt bei künstlichen Hüftgelenken. Techn. Rundschau Sulzer 4, Sonderdr.
209. Shaw, J. A., Murray, D. G. (1973) Knee Joint Simulator. Clin. Orthop. 94: 15
210. Shaw, N. E., Chatterjee, R. K. (1978) Manchester Knee Arthroplasty. J. Bone Jt. Surg. 60-B: 310
211. Sheehan, J. M. (1974) Arthroplasty of the knee. In: The Knee Joint. Proc. Internat. Congr., Rotterdam 13–15 Sept. 1973. Ed.: O. S. Ingwersen, B. van Linge; Excerpta Medica, Amsterdam, S. 296 (Int. Congr. Ser. No. 324)
212. Sheehan, J. M. (1978) Arthroplasty of the knee. J. Bone Jt. Surg. 60-B: 333
213. Shiers, L. G. P. (1960) Arthroplasty of the knee. J. Bone Jt. Surg. 42-B: 31
214. Shinno, N. (1961) Statico-dynamic analysis of movement of the knee. Tokushima J. Exp. Med. 8: 101
215. Shrive, N. G., O'Connor, J. J., Goodfellow, J. W. (1978) Load-Bearing in the knee joint. Clin. Orthop. 131: 279
216. Smidt, G. L. (1973) Biomechanical analysis of knee flexion and extension. J. Biomech. 6: 79
217. Smith-Petersen, M. N. (1939) Arthroplasty of the hip. A new method. J. Bone Jt. Surg. 21: 269
218. Sonstegard, D. A., Kaufer, H., Matthews, L. S., Arbor, A. (1977) The spherocentric knee. J. Bone Jt. Surg. 59-A: 602
219. Speed, J. S., Trout, P. C. (1949) Arthroplasty of the knee. A follow-up study. J. Bone Jt. Surg. 31-B: 53
220. Stallforth, H., Ungethüm, M. (1977) Entwicklung eines Kniegelenksimulators. Arch. Orthop. Unfall-Chir. 90: 343
221. Statistics of total knee replacement. Symposium (1976) Clin. Orthop. 120: 2
222. Steindler, A. (1977) Kinesiology of the human body. Thomas, Springfield
223. Stock, D., Diezemann, E. D., Gottsbein, J., Mathias, M. (1979) The treatment of osteoarthritis with unconstrained and constrained knee prosthesis. Arch. Orthop. Traumat. Surg. 95: 227
224. Strasser, H. (1917) Lehrbuch der Muskel- und Gelenkmechanik. Bd 3. Springer, Berlin Stuttgart Wien
225. Strickle, E. (1980) Persönliche Mitteilungen
226. Swanson, S. A. V., Freeman, M. A. R., Heath, J. C. (1973) Laboratory tests on total joint replacement prostheses. J. Bone Jt. Surg. 55-B: 759
227. Swanson, S. A. V. (1978) The state of the art in joint replacement. Part 3: Results, problems and trends. J. Med. Eng. Technol. 2: 16
228. Thomas, W. (1977) Auswechslung der Freeman-Swanson-Knieendoprothese wegen seitlicher Instabilität. Orthop. Praxis 13: 329
229. Thomas, W., Grundei, H. (1979) Die anatomische GT-Schlittenprothese Lübeck. Z. Orthop. 102: 188
230. Thomas, W. (1981) Biomechanische Gesichtspunkte zur Konstruktion von Kniegelenksendoprothesen. Med. Orthop. Techn. 6: 169
231. Thomas, W., Grundei, H. (1982) Die anatomische GT-Gleitachsenendoprothese des Knielenkes (Grundei-Thomas). Z. Orthop. 120: 22
232. Thull, R., Schalldach, M. (1975) Funktionssimulation an Kniegelenksendoprothesen. Biomed. Techn. Bd 20, Ergänzungsbd. 111
233. Tillmann, K., Thabe, H. (1981) Erste Erfahrungen mit einer totalen Kniegelenksendoprothese mit wandernder Achse. In: Kniegelenksendoprothetik bei chronischer Polyarthritis – juvenile chronische Polyarthritis. Hrsg.: M. Jäger, H. Hofe, H. Häckel; Huber, Bern Stuttgart Wien, S. 72 (Akt. Probleme Chir. Orthop. Bd 15)
234. Torzilli, P. A., Greenberg, R. L., Insall, J. (1981) An in vivo biomechanical evaluation of anterior-posterior motion of the knee. J. Bone Jt. Surg. 63-A: 960
235. Townsend, M. A. (1977) Total motion knee goniometry. J. Biomech. 10: 183
236. Trent, P. S., Walker, P. S., Wolf, B. (1976) Ligament length patterns, strength, and rotational axis of the knee joint. Clin. Orthop. 117: 263
237. Trillat, A., Dejour, H., Bousquet, G., Grammont, P. (1973) La prothèse rotatoire du genou. Rev. Chir. Orthop. 59: 513
238. Ungethüm, M., Stallforth, H. (1977) Systematisierung künstlicher Kniegelenke unter Berücksichtigung von am natürlichen Kniegelenk abgeleiteten Konstruktionsmerkmalen. Arch. Orthop. Unfall-Chir. 89: 227

239. Ungethüm, M. (1978) Technologische und biomechanische Aspekte der Hüft- und Kniealloarthroplastik. Huber, Bern Stuttgart Wien. (Akt. Probleme Chir. Orthop. Bd 9)
240. Vahvanen, V., Vanio, U. (1979) Arthroplasty of the knee joint. Scand. J. Rheum. 8: 17
241. Vanhegan, J. A. D., Dabrowski, W., Arden, G. P. (1979) A review of 100 Attenborough stabilized gliding knee prostheses. J. Bone Jt. Surg. 61-B: 445
242. Verneuil, A. S. (1860) La création d'une fausse articulation par section on résection partielle de l'os maxillaire inférieur, comme moyen de remédier à l'ankylose vraie on fausse de la machoire inferieure. Arch. Gén. Méd. 15 (5ᵉser): 174; 284
243. Vernon-Roberts, B., Freeman, M. A. R. (1977) The tissue response to total joint replacement prostheses. In: The Scientific Basis of Joint Replacement. Ed.: S. A. V. Swanson, M. A. R. Freeman; Pitman Med. Publ., Kent, S. 86
244. Volkmann, R. (1882) Verletzungen und Krankheiten der Bewegungsorgane. In: Handbuch der allgemeinen und speziellen Chirurgie, Bd 2, Abtlg. 2, 1. Hälfte; Enke, Stuttgart. S. 234
245. Wahrenberg, H., Lindbeck, L., Ekholm, J. (1978) Knee muscular moment, tendon tension force and EMG during a vigorous movement in man. Scand. J. Rehab. Med. 10: 99
246. Walker, P. S., Shoji, H. (1972) The rotational axis of the knee and its significance employing physiological principles. Clin. Orthop. 94: 222
247. Walker, P. S., Hajek, J. V. (1972) The load-bearing area in the knee joint. J. Biomech. 5: 581
248. Walker, P. S., Shoji, H. (1973) Development of a stabilizing knee prosthesis employing physiological principles. Clin. Orthop. 94: 222
249. Walker, P. S., Wang, Ch.-J., Masse, Y. (1974) Joint laxity as a criterion for the design of condylar knee prostheses. In: Conf. on Total Knee Replacement. 16–20 Sept. 1974. Inst. Mech. Eng., London, S. 22
250. Walker, P. S., Erkman, M. J. (1975) The role of the menisci in force transmission across the knee. Clin. Orthop. 109: 184
251. Walker, P. S. (1980) Design of a knee prosthesis system. Acta orthop. belg. 46: 766
252. Walldius, B. (1960) Arthroplasty of the knee using an endoprosthesis. 8 years' experience. Acta orthop. scand. 30: 137
253. Wang, C. J., Walker, P. S. (1973) The effects of flexion and rotation on the length patterns of the ligaments of the knee. J. Biomech. 6: 587
254. Wang, C. J., Walker, P. S. (1974) Rotatory laxity of the human knee joint. J. Bone Jt. Surg. 56-A: 161
255. Waugh, T. R., Smith, R. C., Orofino, C. F., Anzel, S. M. (1973) Total Knee Replacement. Clin. Orthop. 94: 196
256. Wearne, W. M., Harris, J. E., Potter, W. (1978) Experience with the Melbourne knee prosthesis, based on the first 35 operations over a three-year period. Aust. NZ J. Surg. 48: 59
257. Weaver, J. K. (1978) Activity, expectations and limitations following total joint replacement. Clin. Orthop. 137: 55
258. Weber, W., Weber, E. (1836) Mechanik der menschlichen Gehwerkzeuge. Dietrich, Göttingen
259. Weil, S., Weil, K.-H. (1966) Mechanik des Gehens. Thieme, Stuttgart
260. Weightman, B. (1977) Properties of materials. In: The scientific basis of joint replacement. Ed.: S. A. V. Swanson, M. A. R. Freeman; Pitman, Kent, S. 1
261. Weightman, B. (1977) Friction, lubrication and wear. In: The scientific basis of joint replacement. Ed.: S. A. V. Swanson, M. A. R. Freeman; Pitman, Kent, S. 46
262. Weller, S., Holz, U. (1978) Indikationen beim Hüft- und Kniegelenksersatz. Z. Allgemeinmed. 54: 577
263. Werner, F., Foster, D., Murray, D. G. (1978) The influence of design on the transmission of torque across knee prostheses. J. Bone Jt. Surg. 60-A: 342
264. Willert, H.-G. (1973) Die Reaktion des knöchernen Implantatlagers auf Methylmethacrylatknochenzement. In: Der totale Hüftgelenksersatz. Hrsg.: H. Cotta, K.-P. Schulitz, Thieme, Stuttgart, S. 182
265. Williams, E. A., Hargadon, E. J. (1979) Late failure of Manchester prosthesis. J. Bone Jt. Surg. 61-B: 451
266. Wilson, F. C., Fajgenbaum, D. M., Hill, C., Venters, G. C. B. (1980) Results of knee replacement with the Walldius and geometric prostheses. J. Bone Jt. Surg. 62-A: 497
267. Wilson, J. N., Lettin, A. W. F., Scales, J. T. (1974) 20 years of evolution of the Stanmore hinged

total knee replacement. In: Conf. on Total Knee Replacement. 16–20 Sept., 1974. Inst. Mech. Eng., London, S. 61

268. Wolff, J. (1892) Das Gesetz der Transformation der Knochen. Hirschwald, Berlin
269. Worrell, R. V. (1979) Prosthetic resurfacing of the patella. Clin. Orthop. 144: 91
270. Wright, V., Dowson, D., Seedhom, B. B. (1971) Joint prostheses on braces. Mod. Trends Rheum. 2: 46
271. Yamada, H. (1973) Strength of biological materials. Ed.: F. G. Evans; Krieger, Huntington New York
272. Young, H. H. (1963) Use of a hinged vitallium prosthesis for arthroplasty of the knee. J. Bone Jt. Surg. 45-A: 1627
273. Young, H. H. (1971) Reconstruction of knee joint with Young-type hinged vitallium prosthesis. Reconstr. Surg. Traum. 12: 176

11. Sachverzeichnis

W. Müller

Das Knie
Form, Funktion und ligamentäre Wiederherstellungschirurgie

Mit einem Geleitwort von E. Morscher
Zeichnungen von R. Muspach
1982. 299 Abbildungen in 462 zum Teil farbigen Teilfiguren. XVI, 352 Seiten
Gebunden DM 248,-. ISBN 3-540-08379-0

Aus den Besprechungen:

„Schon vor seinem Erscheinen wurde dieses Buch mit großer Spannung erwartet, da der Autor als besonders sachkundig auf dem Gebiete der ligamentären Verletzungen des Kniegelenkes gilt... Die Sachkenntnis, die in diesem Buch zum Ausdruck kommt, die hervorragenden graphischen Darstellungen und Abbildungen und die ausgezeichnete Didaktik begeistern den Leser. Dieses Buch sollte daher jeder chirurgisch tätige Arzt, der sich mit der Versorgung von Bandverletzungen im Kniegelenk beschäftigt, besitzen. Es hat nicht nur die primär ausgesprochenen Erwartungen erfüllt, es hat sie übertroffen."
Hamburger Ärzteblatt

M. Wagner, R. Schabus

Funktionelle Anatomie des Kniegelenks
1982. 44 Abbildungen. XII, 98 Seiten.
(Kliniktaschenbücher)
DM 32,-. ISBN 3-540-11639-7 ˅

G. Muhr, M. Wagner

Kapsel-Band-Verletzungen des Kniegelenks
Diagnostikfibel
1981. 70 Abbildungen. X, 103 Seiten.
(Kliniktaschenbücher)
DM 25,-. ISBN 3-540-10397-X

H.-R.-Henche

Die Arthroskopie des Kniegelenks
Mit einem Geleitwort von E. Morscher
1978. 163 Abbildungen, davon 66 farbig, 1 Tabelle.
X, 86 Seiten
Gebunden DM 136,-. ISBN 3-540-08380-4

Lanz/Wachsmuth

Praktische Anatomie
Ein Lehr- und Hilfsbuch der Anatomischen Grundlagen ärztlichen Handelns

Band 1, Teil 4

Bein und Statik
2. neubearbeitete Auflage. von J. Lang, W. Wachsmuth
1972. 373 zum größten Teil farbige Abbildungen.
XII, 473 Seiten
Gebunden DM 810,-; Subskriptionspreis (gilt bei Verpflichtung zur Abnahme des Gesamtwerkes)
Gebunden DM 648,-. ISBN 3-540-05747-1
Vertriebsrechte für Japan: Igaku Shoin, Ltd., Tokyo

aus der Reihe:
Hefte zur Unfallheilkunde:

Heft 167
Bandverletzungen des Kniegelenkes
17. Jahrestagung der Österreichischen Gesellschaft für Unfallchirurgie, 1. bis 3. Oktober 1981, Salzburg
Kongreßbericht im Auftrage des Vorstandes zusammengestellt von H. Frick
1984. Etwa 212 Abbildungen, etwa 185 Tabellen.
Etwa 504 Seiten
DM 128,-. ISBN 3-540-12606-6

Heft 142
P. Hertel
Verletzungen und Spannung von Kniebändern
Experimentelle Studie
1980. 61 Abbildungen, 25 Tabellen. VII, 94 Seiten
DM 40,-. ISBN 3-540-09847-X

Heft 128
Meniscusläsion und posttraumatische Arthrose am Kniegelenk
5. Reisensburger Workshop zur klinischen Unfallchirurgie, 26. bis 28. Februar 1976
Herausgeber: **C. Burri, A. Rüter**
Unter Mitarbeit zahlreicher Fachwissenschaftler
Unveränderter Nachdruck. 1980. 125 Abbildungen, 55 Tabellen. XI, 254 Seiten
DM 62,-. ISBN 3-540-07883-5

Heft 127
Knorpelschaden am Knie
4. Reisensburger Workshop zur klinischen Unfallchirurgie, 25. bis 27. September 1975
Herausgeber: **C. Burri, A. Rüter**
1976. 127 Abbildungen, 40 Tabellen. XI, 228 Seiten
DM 48,-. ISBN 3-540-07599-2

Heft 120
Knochenverletzungen im Kniebereich
2. Reisensburger Workshop zur klinischen Unfallchirurgie, 18. bis 21. September 1974
Herausgeber: **C. Burri, A. Rüter, W. Spier**
Unter Mitarbeit zahlreicher Fachwissenschaftler
1975. 71 Abbildungen. VIII, 149 Seiten
DM 36,-. ISBN 3-540-07200-4

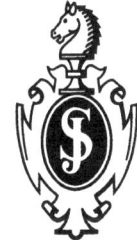

Springer-Verlag Berlin Heidelberg New York Tokyo

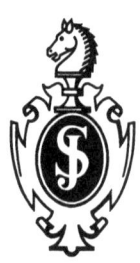